RAPPORT

SUR

LE CHOLÉRA-MORBUS

DE PARIS.

RAPPORT

SUR LE

Choléra-Morbus

DE PARIS,

PRÉSENTÉ A M. LE MAIRE ET AU CONSEIL MUNICIPAL DE LYON

Par

Mrs Trolliet, Polinière et Bottex,

MÉDECINS DES HOPITAUX,

Formant

LA COMMISSION ENVOYÉE A PARIS PAR LA VILLE DE LYON
ET DÉSIGNÉE PAR L'INTENDANCE SANITAIRE
ET LA SOCIÉTÉ DE MÉDECINE.

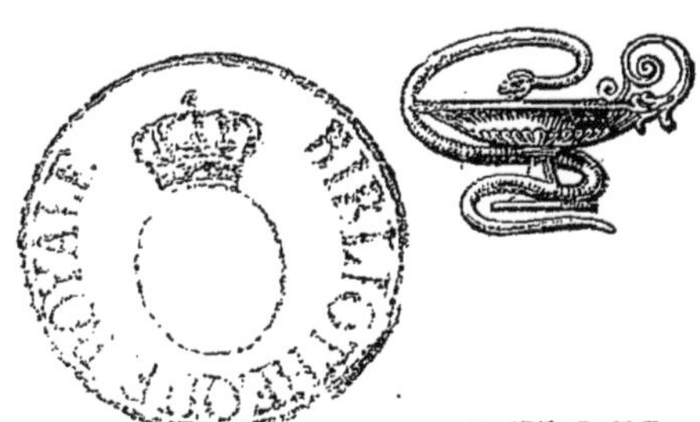

LYON.

LOUIS BABEUF, LIBRAIRE,

RUE SAINT-DOMINIQUE , N. 2.

———

MAI 1832.

INTRODUCTION.

Dès que l'affligeante nouvelle de l'apparition du Choléra indien dans la capitale de notre patrie fut connue, les premiers administrateurs de notre cité s'empressèrent de réunir l'Intendance sanitaire, pour délibérer avec elle sur les moyens de garantir les Lyonnais d'une maladie qui depuis quinze ans désole d'immenses contrées. Cette séance, à laquelle assistait M. Gasparin, préfet du département, fut présidée par M. Prunelle, maire de la ville.

L'utilité de bien étudier les symptômes et la marche du Choléra et de connaître les remèdes et les mesures administratives qu'on lui avait opposés avec le plus de succès, engagea l'Intendance à former une Commission de trois médecins, qui partirait aussitôt pour l'observer sur le nouveau théâtre de ses ravages.

L'un de nous fut désigné par l'Intendance sanitaire, les deux autres furent choisis par la Société de Médecine.

Nous n'hésitâmes point à accepter une mission

aussi importante. Nous avons été désignés le 2 avril; le 3 nous partîmes, et le 5 nous arrivâmes à Paris, que nous ne quittâmes que le soir du 14.

Les renseignements qui nous furent transmis dans le trajet de Lyon à Paris, nous peignirent cette immense capitale en proie à deux horribles fléaux, à une maladie qui tuait en peu de temps, et à une insurrection populaire produite par des bruits d'empoisonnement et dont nous ignorions le résultat.

Le grand nombre des personnes qui fuyaient cette malheureuse cité, ne nous laissait aucun doute sur les maux qui l'affligeaient.

Nous apprîmes, en arrivant, que l'émeute était apaisée et que plusieurs personnes avaient été victimes de l'ignorance d'une populace exaspérée. Dans le long trajet que nous parcourûmes dans l'intérieur de la ville, nous fûmes étonnés de voir le calme rétabli comme si rien d'extraordinaire n'eût existé. Les magasins étaient ouverts, et les habitants circulaient de toute part avec la même tranquillité que dans les temps ordinaires.

L'épidémie du Choléra indien était, à notre arrivée, dans sa période croissante : les malades se multipliaient chaque jour; ils étaient transportés dans les hôpitaux, où la mort exerçait de cruels ravages.

L'Hôtel-Dieu nous avait été signalé comme ayant reçu le plus de malades, il fut le premier que nous visitâmes. Le triste spectacle de salles où les mourants se succédaient sans cesse, la vue de soixante-dix cadavres étendus dans un amphithéâtre, frappèrent nos esprits de la plus douloureuse impression. Nous restâmes la plus grande partie de la matinée à observer dans cet hôpital, à interroger les médecins distingués aux soins desquels il est confié, et à assister aux recherches faites dans des organes que le mal avait en quelques heures privés de la vie.

Les jours suivants, nous continuâmes à étudier la maladie au Val-de-Grace, à La Pitié, à La Charité, à l'hôpital Necker, à l'hôpital Cochin, à La Maternité, aux Enfants-Trouvés, à l'hôpital des Enfants, à celui du Gros-Caillou, aux infirmeries des Invalides, à l'hôpital de Baujon, à celui de Saint-Louis, à la Salpétrière et à Bicêtre.

C'est dans ces asyles de douleur et de mort que pendant huit jours nous avons vu le Choléra dans tous ses degrés, toutes ses nuances et dans sa plus grande intensité. Nous nous y rendions le matin avant l'heure des visites, qui, dans la plupart, se faisaient successivement. Ainsi nous pouvions suivre plusieurs médecins dans le même hôpital.

Nous devons les nombreux renseignements que nous avons recueillis à la complaisance des médecins des hôpitaux de Paris qui furent la plupart nos maîtres et nos amis, et dont nous avons reçu l'accueil le plus obligeant et le plus affectueux.

Nous regretterions de n'avoir point cité tant de noms distingués, si déja ils n'étaient inscrits en tête des ouvrages qui ont le plus contribué aux progrès que la science a faits de nos jours.

Pour suivre la marche de l'épidémie que nous avions à étudier, nous avions besoin de connaître le nombre des malades admis chaque jour dans les hôpitaux, les décès, et les guérisons opérées. Nous les obtînmes dans les bureaux à l'aide d'une autorisation que nous avait fait délivrer le ministre du commerce et des travaux publics, M. le comte d'Argout, qui nous exprima le plus vif intérêt pour la ville de Lyon près de laquelle il est né.

Nous reçûmes à la Commission centrale permanente présidée par M. le comte de Tascher, pair de France, d'utiles renseignements sur les mesures générales adoptées ; là tous les documents publiés nous furent offerts.

Les bureaux de secours sont les établissements les plus utiles qui aient été créés après la naissance de l'épidémie ; nous voulûmes en connaître l'organisation et la marche. Nous les visitâmes, et nous trouvâmes la même obligeance que dans les autres établissements.

Telles sont les sources où nous avons puisé les notions que nous avons acquises et qui forment la matière de notre travail.

D'importantes améliorations faites à Lyon sous le rapport de l'hygiène publique , par les soins éclairés de notre savant confrère le docteur Prunelle, maire de cette ville , rendront la maladie moins meurtrière si elle paraît au milieu de nous. Comme lui nous serons satisfaits , si nos recherches sur la marche et le traitement du Choléra épidémique contribuent à conserver l'existence de quelques-uns de nos concitoyens.

Ce n'est point un traité sur le Choléra asiatique que nous ayons la prétention de publier ; c'est un simple résumé des observations que nous avons faites au sein d'une nombreuse population cruellement décimée.

Tout notre travail sera compris dans trois parties.

La première , dont la rédaction m'a été confiée , se composera de considérations générales sur la marche de l'épidémie.

La seconde sera une description de la maladie telle que nous l'avons vue, par le docteur Polinière.

Dans la troisième , le docteur Bottex fera connaître les modes de traitement qui ont été employés sous nos yeux.

La Société de Médecine de Lyon ayant publié l'excellent rapport de M. Gauthier sur l'histoire du Choléra épidémique , nous n'avons point à nous occuper de cette partie.

L'exemple donné par la ville de Lyon a été imité

par la plupart des autres villes de France. Plusieurs médecins que nous rencontrâmes dans les hôpitaux étaient allés, comme nous, observer cette épouvantable maladie, qui déja répandait le deuil dans notre patrie.

Ce fut le jour de notre arrivée à Paris que M. Casimir Périer, président du conseil, fut atteint du Choléra-morbus, dont il a conservé les traces mortelles.

La tristesse n'était pas moins grande au château des Tuileries que dans la ville. Mgr le duc d'Orléans, qui nous accueillit avec bienveillance, et qui peu de jours auparavant avait vu et touché les malades de l'Hôtel-Dieu, nous exprima, avec l'accent d'une profonde sensibilité, combien il était affligé des maux que produisait chaque jour l'épidémie, qui croissait d'une manière effrayante.

RAPPORT

SUR LE

CHOLÉRA - MORBUS

DE PARIS.

Première Partie,

PAR M. TROLLIET.

DESCRIPTION GÉNÉRALE DE L'ÉPIDÉMIE.

Le Choléra épidémique a pris son origine dans l'Inde, près de l'embouchure du Gange, en 1817. De Jessora, il s'est étendu dans toutes les directions aux diverses contrées de l'Asie méridionale.

Il n'a eu d'autres limites que celles de l'Océan au sud et à l'est, des déserts sabloneux de l'Afrique et de la Méditerranée à l'ouest, et des hautes montagnes qui s'élèvent sur le centre de l'Asie au nord.

Un point abaissé de ces vastes contrées lui a ouvert un passage au nord-ouest; c'est en suivant les rives occidentales de la mer Caspienne qu'il a pénétré dans l'empire russe et en Europe.

Parvenu dans les plaines du nord, il s'y est étendu et les a parcourues jusqu'à l'Océan Atlantique, repoussé du midi par les chaînes élevées du mont Hémus et des Alpes Tyroliennes. Moscou, Saint-Pétersbourg, Varsovie, Berlin, Vienne, Hambourg et un grand nombre d'autres villes situées dans les plaines du nord ont été ravagées par le Choléra indien.

Il a franchi l'espace qui sépare le continent des îles Britanniques; puis, il s'est montré tout-à-coup en France au sein de la capitale.

Paris est aussi placé dans une vaste plaine, et s'il était vrai que les montagnes élevées de l'Asie et de l'Europe, eussent été des barrières que le Choléra indien n'a point franchies, nous pourrions espérer être garantis par les montagnes de l'est et du midi de la France qui nous entourent.

Toutefois cette espérance est loin d'être une certitude, et quoique la maladie ait parcouru de préférence les vastes plaines de l'Asie et de l'Europe, quelquefois aussi elle a atteint des lieux élevés. Nous avons donc besoin de l'étudier et de connaître les moyens qui peuvent lui être opposés avec le plus d'avantage.

Témoins de l'épidémie de Paris dans sa plus grande violence, c'est sa marche que nous allons essayer de tracer.

Invasion de l'Épidémie.

Le Choléra indien a fait irruption dans la capitale avant qu'aucune autre ville de France en ait offert d'exemple.

La cause de son développement est tout-à-fait inconnue. A-t-il été apporté de Londres par quelques voyageurs ? ses éléments nous ont-ils été transmis par une autre voie ? rien de positif n'existe à cet égard. Nous abandonnons toutes les conjectures qui ont trait à cette question.

C'est dans les derniers jours de mars qu'a eu lieu l'invasion de l'épidémie. Les premiers malades atteints ont été transportés dans les hôpitaux le 27 et le 28. Chaque jour le nombre s'est accru.

Cependant quelques cas isolés paraissent s'être montrés avant cette époque.

On cite celui d'un étudiant en médecine, qui fut atteint du Choléra au mois de janvier dans la rue Hautefeuille. Il succomba après trente-six heures de maladie.

Un portier commissionnaire de la rue des Lombards, n. 7, nommé Henri Veillot, tombé malade le 6 janvier, présenta tous les symptômes du Choléra et succomba le 13.

Nous tenons du respectable M. Petit, doyen des médecins de l'Hôtel-Dieu, que mad. Caüet, femme d'un huissier audiencier, rue de Tournon, fatiguée par un allaitement d'abord naturel, puis artificiel, et auprès de laquelle il fut appelé, fut fortement atteinte de cette maladie le 25 janvier.

M. Raymond, lieutenant de vaisseau, que nous avons vu convalescent à l'hôpital du Gros-Caillou, nous a affirmé avoir été atteint trois fois : la première, à Manille, où il eut le Choléra sporadique en 1816; la seconde, à l'hôpital du Val-de-Grace, le 10 mars, il éprouva de la diarrhée, des vomissements et des crampes; puis, une troisième fois, à l'hôpital du Gros-Caillou, dans les premiers jours d'avril.

Ces faits n'ont point été publiés ; c'est seulement lorsque les malades ont commencé à se multiplier à l'Hôtel-Dieu, que l'existence de l'épidémie a été connue.

Les premiers exemples de Choléra ont existé en même temps dans diverses rues de Paris. Les renseignements fournis au ministère par le Conseil de santé de l'Hôtel-Dieu indiquent, comme ayant présenté les premiers malades la rue des Marmousets dans la Cité, la rue du Haut-Moulin, le passage Dauphine et la rue Mazarine. La maladie a paru dans le même temps à l'hôpital du Gros-Caillou, et pendant quelques jours sur divers points éloignés.

Marche de l'Épidémie.

L'épidémie a d'abord sévi avec le plus de violence dans la Cité, dans les rues basses qui l'avoisinent et dans le quartier du Gros-Caillou.

Elle a fait le plus de ravages dans les rues étroites et insalubres, dont les maisons vieilles, mal bâties, ont des allées et des cours étroites, mal aérées, malpropres. Une population pauvre, soumise à de nombreuses privations et négligeant tous les soins de propreté, est, pour ainsi dire, entassée dans ces réduits, dont les locations sont à bas prix et où l'air est constamment vicié.

Dans la Cité, la rue des Marmousets, celle du Chenet, et quelques autres petites rues ont fourni le plus de malades, soit à l'Hôtel-Dieu, soit au bureau de secours.

L'île Saint-Louis, placée au dessus de la Cité, dont les rues sont plus larges, les maisons mieux bâties, peu habitées par les ouvriers, n'a offert que quelques malades moins gravement affectés.

Sur la rive gauche de la Seine les rues les plus étroites, les plus populeuses et les plus insalubres ont aussi été les plus maltraitées. Les rues Traversière, Galande, de la Boucherie, du Paon, de la Huchette ont présenté un très grand nombre de cholériques.

Beaucoup ont été atteints autour de la place Saint-Sulpice, dans l'espace qui existe entre la rue Vaugirard et la rue de Sèvres, où sont situées les rues de Gindre, des Cannettes, Guillemain et du Cœur-Volant.

Dans le faubourg Saint-Marceau la rue Mouffetard et les rues adjacentes ont aussi été très maltraitées.

Quoique la rive droite de la Seine ait beaucoup moins souffert que la rive gauche, plusieurs rues populeuses et insalubres ont aussi présenté un grand nombre de malades ; telles sont les rues qui entourent l'Hôtel-de-Ville, la place de Grève, quelques-unes de celles qui sont situées entre la rue Saint-Denys et la rue Saint-Martin, enfin, quelques-unes dans le Marais et dans le faubourg Saint-Antoine. Dix-sept personnes moururent en un seul jour dans la rue de La Mortellerie.

Pendant quinze jours le nombre des malades s'est accru dans ces divers quartiers d'une manière effrayante et en raison de l'insalubrité.

Le fait suivant nous a été communiqué par M. Potton, élève studieux de l'hospice de l'Antiquaille, qui, pendant le cours de l'épidémie, a été attaché au bureau de secours de Saint-Sulpice, où il a recueilli de nombreuses observations.

Au boulevart du Mont-Parnasse, compris dans l'arrondissement de Saint-Sulpice, le mari, la femme et la domestique ont succombé en trente-six heures. Ils habitaient un appartement humide où le jour ne parvenait que par deux vitraux placés au dessus de la porte. Dans ce réduit ils nourrissaient trois cochons, deux chats et un chien ; le Conseil de salubrité avait vainement tenté de les forcer à se défaire de leurs cochons.

De la Cité, la maladie s'est propagée dans la direction de la Seine, au faubourg Saint-Germain et aux Champs-Élysées. Quoique les rues y soient larges, habitées par une classe riche, et qu'elles paraissent saines, ces deux parties de la ville ont eu beaucoup de malades.

C'est dans le cours de la troisième semaine qu'elle s'est étendue à toute la ville ; alors on signalait des malades dans tous les quartiers.

Dans le même temps, l'épidémie faisait des progrès au dehors ; elle atteignait un grand nombre de personnes à Grenelle et à Passy : constamment les lieux bas et humides ont le plus souffert. A Passy, le nombre des malades s'élevait déja à quarante-cinq dans la partie basse voisine de la Seine, tandis que sur le plateau élevé où la population est plus grande, on n'avait observé que trois cholériques. Ce renseignement nous a été communiqué par notre estimable député M. Fulchiron, propriétaire à Passy. A l'hôpital Baujon, nous apprîmes que la plupart des malades venaient de la partie des Champs-

Élysées rapprochée de la Seine; les autres quartiers situés autour de cet hôpital en donnaient fort peu. A l'hôpital Cochin, les médecins nous assurèrent aussi que le plus grand nombre des malades venaient de la partie basse de la rue Saint-Jacques.

Dans les lieux élevés l'épidémie n'a fait que marquer son passage par quelques cholériques observés à des distances plus ou moins éloignées ; il est des habitants qui ont cru avoir été garantis par les hauteurs de Montmartre. La population y est moins resserrée, les rues sont plus larges; l'air, plus sec, circule avec plus de liberté.

Le village de Bellevue, qui est élevé, n'a point eu de malades.

On a remarqué qu'il n'y avait presque point eu de cholériques autour des voiries , spécialement autour de la voirie de Montfaucon. Les émanations qui s'élèvent sans cesse de ces grands dépôts de matières en putréfaction , placés dans des lieux écartés , se perdent au sein de l'air. Il est probable que si elles avaient été concentrées dans des lieux habités et renfermés comme dans le centre de la cité , elles auraient prêté leur influence nuisible au principe inconnu qui produit le Choléra.

Du fumier animal placé à l'air n'a paru exercer aucune action nuisible ; un fumier sur lequel se jeta un vieillard déja saisi par le froid de la maladie, loin de lui être défavorable, lui rendit sa chaleur , et contribua ainsi à le rappeler à la vie. Ce fait nous a été communiqué par M. le docteur Parent-du-Châtelet, qui s'occupe de recherches importantes sur l'hygiène publique.

Nous venons de voir l'épidémie s'étendre dans les lieux bas et dans la direction de la Seine ; mais elle a aussi d'autres moyens de propagation qu'il importe de constater.

Le ministre des travaux publics, qui nous fit mander le 11 avril, pour nous communiquer des avis sur les précautions à prendre dans la ville de Lyon, nous dit que les nombreux renseignements qu'il venait de recevoir annonçaient que les communes rurales placées dans la direction du vent, étaient frappées en plus grand nombre et plus maltraitées ; tandis que la maladie faisait peu de progrès dans les autres directions : le nord-est soufflait alors ; il avait régné sans interruption depuis les jours qui avaient précédé l'invasion de l'épidémie ; il était froid et sec.

Cette circonstance semble prouver qu'une cause matérielle, des émanations invisibles, étaient transportées du foyer d'infection par l'atmosphère au sein de laquelle elles s'étaient élevées. Elle explique la cause de l'impuissance des cordons sanitaires dans bien des cas.

On a observé dans l'Inde que des corps d'armée plus ou moins nombreux avaient transporté le

Choléra dans les régions qu'ils avaient parcourues. L'épidémie de Paris a présenté une observation semblable. Un régiment parti de cette ville au commencement du mois d'avril et dirigé sur Meaux, a transporté avec lui la maladie : plusieurs soldats ont été atteints sur la route, et la ville de Meaux est devenue un foyer d'infection.

Il paraît certain, dit William-Scott (rapport sur le Choléra de l'Inde) , qu'un corps en marche est plus exposé à gagner le Choléra , qu'un corps en repos dans ses quartiers.... Une grande partie du danger que court un corps en marche , vient plus du pays défavorable qu'il traverse que des fatigues et des privations de la route.

Il importe que ce mode de communication soit connu de l'administration de la guerre, qui peut veiller à ce que des régiments placés dans un lieu où la maladie existe , ne la transportent point dans des parties de la France qu'elle n'a point atteintes, et qui peuvent en être garanties. Les soldats en repos dans leurs quartiers , soumis aux précautions hygiéniques bien connues, seront aussi moins exposés.

Si cependant ces quartiers étaient placés dans un lieu défavorable , bas et humide , il conviendrait de les transporter dans un lieu élevé , ainsi que le fit dans l'Inde le marquis d'Hastings. L'armée anglaise du Bengale, sous les ordres du marquis d'Hastings , fut atteinte du 6 au 7 novembre 1818 ; elle était composée de dix mille anglais et de huit mille indigènes ; en douze jours, neuf mille hommes succombèrent ; plusieurs expirèrent en quelques minutes ; cette armée présentait un spectacle désolant. Enfin , on lui ordonna de changer de place ; elle fit dix-sept lieues de marche, arriva dans un lieu sec et élevé ; et alors le mal cessa promptement.

Dans la direction que prend l'épidémie , elle présente souvent une marche irrégulière et inexplicable. Ainsi d'une maison insalubre où elle avait frappé la plupart des personnes qui l'habitaient , elle paraissait épargner la maison voisine, pour se porter au delà sur une autre maison qui n'était pas plus malsaine en apparence.

Il en a été de même des rues : quoiqu'en général , elle ait plus maltraité celles qui étaient les moins propres, elle passait d'une rue dans une autre, laissant un intervalle tout aussi mal disposé et y marquant à peine son passage. Elle s'était portée ainsi dans la rue des Boulangers , large , un peu élevée, et plus maltraitée que les rues voisines intermédiaires.

Hors de la ville la même irrégularité a existé dans sa marche : de Passy elle a franchi Auteuil pour se porter à Saint-Cloud. Les journaux de médecine ont annoncé que , plus tard , l'épidémie avait aussi frappé Auteuil. De telles irrégularités ont été notées dans l'Inde et dans le nord de l'Europe.

Nous avons dit que dans le principe, l'épidémie semblait avoir concentré ses effets dans les parties basses, populeuses, voisines de la rivière.

A Londres aussi, le Choléra semble s'être concentré dans les quartiers les plus populeux et les plus malsains de la ville, le long des deux côtés de la Tamise. (Lettre du docteur Halma-Grand, de Londres.)

A Berlin, les maisons des quais furent les premières infectées, puis les rues adjacentes. (M. Scoutteten.)

A Varsovie, les premiers malades transportés dans les hôpitaux appartenaient à la classe la plus misérable. Ils habitaient des rues étroites, malsaines et principalement situées sur les bords de la Vistule. (M. Foy.)

On conclura naturellement de ce qui précède, que les causes qui favorisent le plus le développement d'une épidémie de Choléra, sont les lieux bas et humides, la réunion ou l'entassement d'un grand nombre de personnes dans des maisons mal construites, dans des appartements étroits et mal aérés, la malpropreté.

A ces premières causes, on peut ajouter la faiblesse constitutionelle que produit la privation des choses utiles, principalement d'une bonne nourriture.

Non seulement ces causes ont rendu facile l'invasion du mal, mais lui ont donné une activité telle, que pendant la durée des deux premières semaines presque tous les malades succombaient.

Alors peu de personnes aisées étaient atteintes, peu de cholériques étaient traités à domicile; c'est dans les hôpitaux qu'ils ont été transportés.

Dans ces grands établissements consacrés à l'indigence affligée de maladies, on a pu observer quelles professions étaient principalement atteintes. On y a remarqué des portiers de maisons mal tenues, des chiffonniers, des cordonniers, des porteurs d'eau, des maçons, des fabricants de brosses et de peignes, des couturières et des blanchisseuses.

On sait que les personnes de ces professions sont comme entassées dans des chambres obscures et malpropres, où séjournent des vêtements sales et des substances diverses qui s'altèrent.

Il est dans ces sortes de réduits des familles dont la misère est extrême, plus grande que dans aucune ville de province, parce qu'elles sont ignorées, et pour ainsi dire perdues dans cette immense population. Tel est cet état de misère, qu'un des médecins des hôpitaux nous affirmait que, sur vingt-un malades morts dans sa salle, un seul avait une chemise.

Un des comissaires notables, visitant une maison sur le quai des Vieux-Augustins, en face de la

Cité, aperçut, dans une chambre de l'étage supérieur, le mari mort d'un côté, la femme mourante de l'autre, et des enfants sans nourriture.

Aussi des maisons entières ainsi habitées ont-elles été ravagées par l'horrible fléau.

Dans le même temps la maladie étendait ses ravages sur la population du Gros-Caillou. Ce quartier détaché, situé dans un lieu bas, voisin de la Seine, est habité par des blanchisseuses, par des hommes sans cesse occupés à divers travaux sur la rivière. On peut raisonnablement présumer que l'humidité a eu une grande part dans les causes du mal que ses habitants ont éprouvé.

Les méditations de M. Sérulas, chimiste distingué, successeur de Vauquelin à l'Institut, l'ont conduit à penser que tous les miasmes acquièrent leur activité délétère par l'humidité, les vapeurs aqueuses étant leur dissolvant général. Il nous a dit qu'il s'occupait d'un travail sur ce sujet.

Les classes plus aisées n'ont été atteintes que dans le cours de la troisième semaine; lorsque le foyer de l'épidémie s'étendait et embrassait un plus grand espace, alors la maladie a atteint les personnes de toutes les professions et de tous les rangs.

Les médecins, prodiguant jour et nuit leurs soins aux malades, respirant souvent le même air et prenant à peine quelque repos, n'ont point été épargnés. Cinq avaient succombé pendant notre séjour ;

de ce nombre étaient le professeur Leroux, et son suppléant à la Faculté, M. Dance; dix ont expiré après notre départ. Un grand nombre, accablés de fatigue, ont été malades.

Il est difficile de déterminer le degré d'influence de chacune des causes générales que nous avons signalées en suivant les progrès de l'épidémie; les irrégularités que nous avons indiquées, sont des exemples de l'innocuïté fréquente de ces causes éloignées généralement admises.

William Scott rapporte que lorsque le Choléra régnait à Madras, les laboureurs employés à certains travaux publics, qui étaient protégés contre le mauvais temps, bien vêtus, bien nourris, qui n'avaient point de tâche extraordinaire à remplir, en furent rudement maltraités; tandis qu'un corps de plusieurs centaines d'hommes employés à creuser et à nettoyer le lit de plusieurs amas d'eaux stagnantes, saumâtres et extrêmement corrompues par les chaleurs excessives de la saison, aussi bien que pendant le temps froid et pluvieux, échappèrent entièrement à la maladie. Cette exemption est d'autant plus remarquable que, pour prévenir l'accumulation de l'eau, beaucoup d'entre eux travaillaient la nuit, étant par là plus exposés, avec de mauvais vêtements, aux vicissitudes lesplus extrêmes du froid et du chaud, et à toutes les exhalaisons et émanations de l'air infecté dans lequel ils travaillaient.

Causes individuelles.

L'épidémie a atteint plus d'hommes que de femmes ; ces dernières l'ont été dans la proportion d'un tiers de moins à peu près.

Dans le mouvement général des malades de l'Hôtel-Dieu , il y avait eu le 13 avril plus de décès parmi les célibataires , hommes et femmes , que parmi les personnes mariées.

Peu de femmes enceintes ont été prises du Choléra. A l'hôpital de La Maternité, que nous visitâmes le 10 avril , cinq seulement en avaient été atteintes ; trois l'apportèrent en entrant, et succombèrent ; deux prirent la maladie dans la maison , l'une d'elles pendant les douleurs de l'accouchement, qui fut retardé et suivi de la mort de l'enfant ; elles étaient convalescentes.

A l'hospice de La Charité , M. Fouquier nous montra une femme enceinte de quatre mois , et une nourrice qui avait été forcée de sévrer ; l'une et l'autre convalescentes.

Le premier âge de la vie , dont la faiblesse, est un moyen de conservation par l'intérêt qu'elle inspire , a été épargné.

Aucun enfant n'avait été atteint le 10 à l'hospice des Enfants - Trouvés , qui en contenait un grand nombre. Les journaux de médecine nous ont appris que, les jours suivants , quatre avaient été atteints dans la première et la seconde année et avaient succombé.

Dans l'hôpital des Enfants malades, le nombre des cholériques a été peu grand; nous en observâmes depuis l'âge de quatre ans jusqu'à celui de dix à douze ans.

L'adolescence n'a pas présenté autant de malades que l'âge adulte. C'est contre l'âge où l'homme a acquis le plus de force, que le mal a sévi avec le plus de violence , et il paraît avoir frappé indistinctement tous les genres de tempérament.

Ce n'est ni à la faiblesse de l'âge , ni à la privation des choses les plus utiles à la vie , que l'on peut attribuer l'invasion du Choléra dans la garnison de Paris. Les militaires sont bien nourris, bien habillés et dans l'âge où l'homme réunit le plus de force et de courage; et cependant ils ont été atteints en grand nombre : ils ont rempli les salles des hôpitaux du Gros-Caillou et du Val-de-Grace; beaucoup ont succombé.

On peut présumer que quelques casernes situées dans des lieux bas et humides , rapprochées de la rivière et moins aérées, dans lesquelles les militaires étaient réunis en grand nombre , ont offert une disposition défavorable.

Les édifices publics destinés à contenir un grand nombre de personnes , tels que les hôpitaux et les casernes, sont d'autant plus défavorables, sous le rapport de la salubrité, qu'ils sont plus grands et mal situés. Les principes d'hygiène qui ont fait abandonner les grands hôpitaux et qui les ont fait multiplier dans des lieux isolés, élevés et convenablement aérés, sont applicables à la construction des casernes.

Les militaires auraient probablement été garantis, si l'on avait suivi le conseil donné par l'Académie royale de Médecine, d'évacuer toutes les casernes situées dans l'intérieur des villes, et de placer les troupes dans des positions salubres à des distances convenables. (Rapp. de M. Double.)

La vieillesse n'a pas été à l'abri des atteintes d'une maladie qui lui avait été inconnue. Dans les hôpitaux, nous avions vu peu de vieillards; ils étaient en grand nombre dans les infirmeries des Invalides, ou déja beaucoup avaient succombé ; cependant nous eûmes la satisfaction de voir quelques vieux militaires échappés à ce nouveau danger.

Le grand nombre des cholériques contenus dans les infirmeries des Invalides était dû à la cause suivante, qui nous fut expliquée par M. Pasquier, chirurgien de cet établissement. Beaucoup d'invalides habitent le Gros-Caillou, où ils partagent leur ration avec leurs familles. C'est là que la plupart avaient contracté la maladie; ils avaient été apportés dans les infirmeries qui leur sont destinées.

On a observé peu de malades dans les colléges et les pensions ; les prisons n'en ont présenté qu'un petit nombre.

Des aliénés ont été atteints à Bicètre et à la Salpétrière, en assez grand nombre ; aucun ne l'était à l'hospice de Charenton, qu'on isolait du village où le Choléra existait, en suspendant l'admission des malades.

Les diverses maladies n'en ont point garanti les personnes chez lesquelles elles existaient. Nous avons vu des fiévreux , des pneumoniques , des phthisiques , des vénériens et des galeux atteints du Choléra.

Périodes.

L'épidémie, que nous avons observée du 5 au 14 avril, dans son plus haut degré d'intensité , a eu une période d'accroissement dont la durée a été de deux semaines.

Son invasion date du 26 mars ; dès cet instant, le nombre des malades s'est multiplié chaque jour, jusqu'au 9 avril, jour où il y a eu le plus de malades et le plus de morts : le bulletin officiel publié dans le *Moniteur* a accusé ce jour-là mille vingt nouveaux malades et trois cent quatre-vingt-cinq décès ; la veille, il était mort, à l'Hôtel-Dieu seulement, cent cinq cholériques.

Le 14, à notre départ, la maladie diminuait faiblement dans les premiers quartiers atteints, mais les malades se multipliaient dans les autres parties de la ville dans des proportions beaucoup moindres cependant que dans la cité; en sorte que la première période commençait, dans de nouvelles parties de la ville, avec moins de violence, tandis qu'elle se terminait dans les premières qui avaient été atteintes.

Une seconde période peut dater du 10 avril : l'épidémie a été presque stationnaire pendant quinze jours, toujours cependant avec une légère diminution. On pourrait aussi considérer ce second laps de temps comme le commencement de la période de décroissance.

Ce n'est pas seulement par l'accroissement du nombre, que la première période a été marquée; c'est aussi par la rapidité et la violence des symptômes : les malades périssaient presque tous avant que l'action des remèdes pût avoir lieu.

Dans la seconde période, la maladie a été moins prompte et moins violente; alors les convalescences se sont multipliées, et des guérisons ont été obtenues.

On a remarqué dans les villes du nord que la durée totale de l'épidémie était de quatre à cinq fois la durée de l'invasion, la période de décroissance étant beaucoup plus lente que la première.

On pourrait établir approximativement , d'après ce calcul, quelle sera la durée de l'épidémie de Paris.

L'épidémie du Choléra-Morbus de Paris a eu ses caractères particuliers; elle en a aussi présenté quelques-uns qui sont communs à toutes les épidémies. Ainsi elle a eu sa période d'accroissement, de station et de décroissance.

Comment se fait-il qu'une maladie épidémique diminue , lorsqu'elle est parvenue à son plus haut degré de force, lorsque les émanations qui semblent l'alimenter, sont plus considérables ? Nous ignorons la cause de cette loi générale , que nous devons reconnaître, et qui place des limites inconnues à de grandes causes de destruction.

Contagion. — Infection.

Le Choléra indien est-il contagieux ?

Il faut bien que nous donnions notre opinion sur cette question, puisque c'est une de celles qu'on nous adresse le plus souvent.

Les faits démontrent que cette maladie ne se communique point par le toucher; mais qu'elle est transmise par l'air imprégné des principes qui émanent des corps malades. C'est aussi l'opinion de la plupart des médecins de Paris, qui, chaque jour, ont été en contact avec un si grand nombre de malades.

Les médecins, dans leurs écrits, n'ont pas tous attaché le même sens au mot *contagion*. Quelques uns se sont livrés à des discussions longues et peu importantes; ils ont souvent disputé sur les mots, sans utilité pour la science.

Les auteurs avaient long-temps considéré comme contagieuses les maladies produites par des émanations des corps atteints de la même maladie, soit qu'elle se communiquât par le contact immédiat, soit qu'elle fût transmise par un corps intermédiaire, tels que les vêtements, la laine, l'air même. Ainsi la variole est contagieuse par le toucher, par les vêtements et par la voie de l'air.

De nos jours le sens du mot *contagion* a été changé : si l'air se charge des émanations, on dit qu'il y a infection, que la maladie se communique par infection; la contagion est le résultat du contact immédiat.

Ce changement de langage a jeté la confusion dans l'école. Si l'on ne médite pas le sens des auteurs anciens, on les comprend mal et l'on prête à leurs écrits une erreur que l'on commet réellement soi-même. Pour éviter toute discussion vaine, nous n'emploierons point le mot de *contagion*.

Nous avons dit que la maladie ne se communiquait point par le toucher. Il suffit de rappeler que les médecins, les élèves, les infirmiers, qui touchaient sans cesse les malades, qui leur prodiguaient avec le plus vif intérêt les soins que réclamait leur triste situation, n'ont pas été atteints en proportion beaucoup plus grande que les autres personnes qui n'avaient avec les malades aucun rapport immédiat.

A l'Hôtel-Dieu, aucun médecin, aucun élève n'était malade lorsque nous le visitâmes, et chaque jour des personnes atteintes sans avoir touché de cholérique affluaient dans les salles. Le cuisinier de cet hôpital, qui mourut en quelques heures, n'était point affecté au service des malades; tandis qu'une sœur, qui a enseveli tous les cholériques, n'a point été atteinte.

Les mêmes observations se sont présentées à nous dans les autres hôpitaux, où cependant il faut tenir compte de l'air qu'on y respire et d'un accroissement de fatigue. Nous-mêmes, qui en avons touché un grand nombre, pouvons être cités comme exemples.

Les personnes attachées aux bureaux de secours, aux ambulances, celles qui, à domicile, ont donné des soins aux individus de leurs familles, n'ont pas été atteintes dans une plus grande proportion que le reste de la population.

Tant de preuves acquises dans les hôpitaux et dans les villes ne laissent aucun doute à cet égard, et ont confirmé cette vérité déja exprimée par un grand nombre de médecins qui ont suivi la même maladie dans les contrées qu'elle a ravagées ; cette pensée consolante assure aux malades tous les soins qui peuvent contribuer à leur conserver la vie.

Mais si la maladie n'est point communiquée par le toucher, doit-on penser qu'elle ne se transmet point par l'air ?

Trop de faits se réunissent pour prouver que l'air infecté est un moyen de transmission.

Des maisons mal aérées, où plusieurs personnes avaient été atteintes, ont été ravagées de bas en haut, et presque toutes les personnes qui les habitaient ont succombé.

Des rues entières, basses et peu spacieuses, ont été presque dépeuplées.

Dans les quartiers où il y a eu le plus de cholériques, peu de maisons ont été épargnées.

N'est-ce pas de ces quartiers, où le mal a sévi avec tant de violence, que la maladie s'est étendue à toute la ville.

Hors de Paris, la maladie s'est propagée successivement aux communes de la banlieue, puis aux départements voisins.

Si, comme nous ne pouvons en douter, le mal s'étendait dans la direction du vent et causait plus de ravages que dans les autres directions, n'est-ce pas parce que l'air transmettait les émanations invisibles dont il s'était chargé.

Une preuve plus incontestable se tire de la propagation de la maladie dans les hôpitaux. Dans l'hôpital du Gros-Caillou, où l'on avait transporté beaucoup de militaires cholériques, la maladie a été communiquée au plus grand nombre des malades qui existaient auparavant dans les salles des fiévreux, à beaucoup de vénériens et à quelques blessés. La mortalité devint telle, que le ministre de la guerre donna ordre de ne plus y transporter de malades, et de les diriger sur le Val-de-Grace. C'est dans cet hôpital que deux médecins ont succombé, M. Petit et M. Fougeret; sur douze chirurgiens six étaient malades le 11 avril, jour de notre visite; des infirmiers avaient aussi succombé.

A Boulogne près de Paris, une ambulance pouvant contenir une quinzaine de lits était composée de deux salles au rez-de-chaussée, au milieu d'une petite cour qu'environnent des murs élevés, où l'air circule mal, presque tous les cholériques entrants succombaient rapidement. La maladie se propageait aux convalescents d'affections légères, et n'épargnait pas les infirmiers, à tel point qu'il était difficile d'en trouver. C'était, dit M. le docteur Lefebvre, un vrai foyer d'infection; cependant une vaste et jolie maison de campagne est mise à notre disposition, nous y transportons nos malades, et de ce jour le traitement a eu un succès marqué.

A l'Hôtel-Dieu , la maladie s'est propagée à d'autre malades, et l'ordre fut donné de diminuer le nombre des réceptions.

D'autres hôpitaux où les cholériques étaient nombreux, ont aussi offert des exemples de communication de la maladie.

Les faits que nous venons de rapporter sont une leçon utile à l'administration ; elle en tirera les conséquences évidentes , que les cholériques ne doivent point être accumulés dans un hôpital , surtout lorsque d'autres malades y sont placés ; que l'isolement est un moyen de prévenir l'infection de l'atmosphère , et que les malades doivent être placés préférablement dans les lieux élevés où l'air circule librement et puisse être aisément renouvelé.

S'il est vrai , comme on l'a assuré , que le 52° régiment, parti de Paris au commencement d'avril, ait eu plusieurs malades à Meaux , et y ait transmis la maladie , on peut en conclure que le foyer d'infection peut se renouveler dans un lieu où plusieurs malades sont réunis : de là la nécessité de diviser ou d'isoler les masses dans lesquelles on soupçonne le germe de la maladie ; ou de les conduire sur un lieu élevé , ainsi que le fit dans l'Inde le général Hastings.

Le fait de la transmission du Choléra d'une contrée à une autre , par des corps d'armée , ou par des réunions d'hommes, ne peut être contesté : des exemples nombreux ont été observés en Asie et dans le nord de l'Europe.

La maladie a été transmise par ces corps de militaires, lorsqu'ils traversaient des contrées basses, humides et offrant des conditions défavorables. (William Scott.)

Elle cessait au contraire lorsqu'ils se portaient dans des lieux élevés et secs, ainsi que cela arriva à l'armée anglaise.

De ces faits on est porté naturellement à conclure, 1° que le principe inconnu de la maladie a été transporté par des réunions d'hommes; 2° qu'il ne s'est développé que dans des conditions qui ont favorisé ce développement, telles que la situation basse et l'humidité, bien que des causes inconnues aient quelquefois annihilé cette influence.

Peut-on arriver à la connaissance, non de la nature, mais de l'origine du principe de la maladie et des conditions qui favorisent son action ? Nous le pensons, et d'abord quelle est son origine ?

Quelques cholériques ont existé dans des maisons basses, mal aérées; bientôt la plupart des habitants de ces maisons ont été atteints; n'est-ce pas des premiers malades qu'est émanée la cause de la maladie des autres ? De nombreux cholériques ont été transportés dans l'hôpital du Gros-Caillou; la plupart des malades qui existaient dans les salles ont été atteints du Choléra sans contact immédiat; n'est-ce pas des malades apportés du dehors, qu'est émanée la cause qui a agi sur ceux qui étaient dans les salles?

Il en est de même des premiers malades qui ont répandu le mal dans un quartier, de là dans les quartiers voisins, dans toute la ville, à mesure que les émanations se multipliaient; puis hors de Paris, d'une contrée voisine à l'autre.

L'existence d'une cause matérielle émanée de corps atteints du Choléra, répandue dans l'air, et communiquant la maladie, est donc démontrée à nos yeux.

Si nous suivons cette cause matérielle dans les conditions qui développent son action, nous voyons dans les faits que nous avons rapportés, 1° que le corps qui la produit peut être touché sans qu'il y ait production de la maladie : ce n'est donc pas au moment de la formation de cette cause, qu'elle possède sa force, qu'elle a la faculté de produire la maladie;

2° La maladie a été transmise dans les lieux bas et humides, surtout dans des appartements ou des salles mal ou imparfaitement aérées : d'où l'on peut conclure que l'humidité et la concentration de l'air contribuent à développer la propriété délétère de cette cause matérielle;

3° Plus il y a de malades réunis dans un espace d'air donné , plus la maladie se communique et plus son intensité est grande : ce qui démontre que cette cause matérielle agit en raison de sa quantité.

On doit en conclure que moins le nombre des personnes est grand, moins on a à craindre la transmission de la maladie ; cette crainte est encore moins grande, dans un air sec et dans une atmosphère libre bien renouvelée.

Quelle crainte, se demande-t-on, doit inspirer une seule personne qui, partie d'une ville où règne l'épidémie , contracte la maladie dans une autre ville où elle n'existe pas ?

Si elle succombe dans un lieu sec et aéré , les émanations qui s'en échapperont , ne rencontreront point les conditions qui développent leur activité ; elles se dissiperont et se perdront.

Si au contraire le malade habite et succombe dans un appartement fermé , bas , humide , il est à craindre que les émanations accumulées , rencontrant des conditions favorables à leur action , ne deviennent l'origine d'un foyer d'infection ; plus encore si l'air est déja altéré par le défaut de propreté , autre condition que nous avons passée sous silence.

On doit donc dans toutes les villes surveiller les personnes arrivées d'un lieu infecté , et qui contractent la maladie. C'est par des individus isolés que le Choléra a été transmis à Berlin, en Angleterre; ce ne sont pas les seuls exemples que présente l'histoire de cette maladie.

Il est possible que ce soit là l'origine du Choléra à Paris; nous ne pouvons la concevoir autrement.

Les faits ne seraient que des matériaux épars, si l'on ne cherchait à les lier et à en déduire des conséquences rigoureuses et utiles; leur recherche ne doit pas être faite dans le but de satisfaire une vaine curiosité.

Nous concevons maintenant pourquoi des cordons sanitaires ont été quelquefois efficaces, et le plus souvent sans effet. Ils ont pu, dans le premier cas, arrêter des masses d'hommes transportant le principe du Choléra; dans le second, ils ont été impuissants, lorsque l'air était le moyen de transmission.

Nous connaissons les effets funestes du transport des cholériques dans les hôpitaux, au milieu d'autres malades, et dans des lieux bas et humides; et nous comprenons mieux la nécessité de les isoler autant qu'il est possible, de les placer dans des lieux élevés.

Nous pouvons encore indiquer d'une manière plus exacte les diverses précautions hygiéniques, soit qu'on les applique au traitement, soit qu'on les emploie comme moyens préservatifs.

Il est sans doute des dispositions individuelles

qui rendent plus apte à contracter le Choléra-Morbus; ces dispositions nous sont inconnues. Des personnes de tous les tempéraments, de tous les degrés de force ou de faiblesse, ont été atteintes, sans que nous puissions établir aucune différence à cet égard : la force de résistance vitale que chaque individu oppose à la cause du mal, ne peut être appréciée. Quelle que soit cette force, elle est anéantie par la réunion des conditions qui accroissent l'activité de cette cause; c'est ainsi que les habitants de plusieurs maisons mal disposées ont presque tous succombé.

Des causes occasionelles peuvent faciliter l'invasion de la maladie; les plus connues sont les excès dans l'usage des boissons spiritueuse; nous pouvons en citer des exemples. Le sieur Badier, âgé de trente-quatre ans, homme robuste, entre chez un marchand de vin, achette un grand verre d'eau-de-vie, coupe une racine entière d'ail qu'il y ajoute, disant : « Voilà pour me préserver du Choléra »; il le boit, remonte chez lui, se couche, et est aussitôt pris des symptômes de la maladie; il meurt en cinq heures.

Deux ouvriers de la fabrique de produits chimiques de Chaillot, revenant d'accompagner le convoi d'un de leurs camarades, s'arrêtent chez un marchand de vin, boivent avec excès, rentrent, sont saisis du Choléra, et meurent pendant la nuit.

Les affections de l'ame semblent aussi exercer une vive influence, quoique le Choléra ait atteint bien des personnes qui paraissaient exemptes de toute crainte.

Mademoiselle Julie, rue Neuve-Guillemain, rencontre un corbillard, se trouve mal, et éprouve bientôt après les symptômes du Choléra.

Une dame Guilleminot, de la rue Vaugirard, apprend, pendant son diné, la mort de l'une de ses amies; aussitôt elle est prise de vomissements, et le Choléra se déclare.

La terreur a paru cependant produire quelquefois des effets contraires. M. Foy, dans sa Relation du Choléra-Morbus en Pologne, rapporte que, lors des massacres qui eurent lieu à Varsovie dans la nuit du 15 au 16 août, la terreur fut tellement grande parmi les habitants, les esprits furent tellement agités, préoccupés, que pendant sept à huit jours on reçut à peine quelques cholériques dans les hôpitaux; les jours précédents, au contraire, le nombre des entrants avait été très élevé.

Pour apprécier d'une manière plus exacte l'influence des causes occasionelles, il aurait fallu examiner chacune d'elles dans le plus grand nombre de cas possible; nous n'avons pu nous livrer à un tel examen, qui n'aura point échappé aux médecins de Paris, mieux placés pour un semblable travail.

Mesures hygiéniques.

S'il est utile de prendre des mesures propres à affaiblir le danger que présente une épidémie, lorsqu'elle est déclarée, il est bien plus important de ne négliger aucune de celles qui peuvent l'empêcher de naître.

Les faits que nous avons rapportés, semblables à ceux qui ont été observés dans l'Inde et dans le nord de l'Europe, démontrent assez que le Choléra se propage par deux voies différentes : 1° par l'air qui se charge de ses éléments; 2° par les individus qui portent le germe de cette maladie.

C'est par l'air infecté que le Choléra se communique aux personnes placées dans le foyer d'infection; c'est par lui qu'il se propage d'un appartement à toute une maison, puis aux maisons voisines qui se trouvent dans des conditions défavorables; c'est par l'air chargé des émanations qui se sont multipliées, que cette maladie s'étend d'un quartier à toute une ville, ensuite aux communes voisines, et d'un département à ceux qui l'entourent.

Ce ne peut être par cette voie qu'elle est arrivée de Londres ; mais c'est ainsi qu'elle s'est étendue dans Paris et aux départements limitrophes.

Ce mode de propagation a souvent rendu nul

l'effet préservatif que l'on espérait des cordons sanitaires; l'isolement des quartiers de Paris, des gardes placés aux barrières, ne l'auraient point empêchée de franchir les limites et de s'étendre au delà. L'Administration a bien fait d'abandonner ces séparations inutiles.

Mais le second moyen de propagation, qui ne nous paraît point avoir assez fixé l'attention générale, réclame des soins différents. On ne peut nier que des hommes réunis ou isolés, partis d'un lieu où régnait la maladie, ne l'aient contractée dans d'autres lieux où elle était ignorée. Des corps de troupes ont souvent porté le germe du Choléra dans leurs nouveaux cantonnements, où il s'est communiqué à une population qui ne le connaissait point encore; on en a cité de nombreux exemples, tirés de l'histoire de sa marche, dans l'Inde surtout. Voilà donc une voie de propagation qui n'est plus celle de l'air : les premières personnes atteintes ont produit autour d'elles des foyers d'infection funestes à leurs compagnons et aux habitants de la nouvelle contrée.

On sait que plusieurs personnes parties de Paris avec le germe du Choléra, en ont été atteintes dans des villes éloignées. Notre ville en a vu, avec une inquiétude heureusement passagère, un exemple, c'est celui d'une dame morte à Saint-Just, lieu élevé, sec et aéré.

Si au lieu d'être placée dans un lieu favorable , elle avait contracté la maladie à laquelle elle a succombé , dans une chambre étroite , humide , malpropre et habitée par plusieurs personnes, affirmerait-on que cela aurait eu lieu sans danger ? Nous sommes loin de le croire. Il est probable qu'une telle chambre serait devenue le centre d'un foyer d'infection dans la rue Noire, la rue Paradis. ou celle du Bessard , les personnes qui l'auraient habitée en même temps que la malade, auraient inspiré de justes craintes, si elles avaient négligé les précautions que l'on recommande. C'est ainsi que s'alimente et que s'étend un foyer d'infection.

Des mesures ont-elles été prises à Paris pour savoir quelles personnes parties de Londres avec le germe de la maladie sont venues succomber à Paris, dans des conditions tout aussi défavorables, et dans une saison froide qui oblige à tenir les appartements fermés ? Nous l'ignorons, et nous avons lieu de croire que si ces mesures avaient été adoptées , elles auraient été généralement connues.

Pourquoi rechercher une cause mystérieuse de l'apparition du Choléra à Paris , lorsqu'elle peut s'expliquer naturellement par les faits ? N'est-il pas à peu près prouvé que c'est par des hommes transportés sur des bâtiments que l'on désigne, qu'elle a été portée en Angleterre ? Que de communications existent chaque jour entre Londres et Paris !

De ce que les précautions dont nous venons de parler, n'auraient pas été prises pour prévenir l'invasion de la maladie, on ne doit pas conclure que les hommes n'ont pas rempli leur devoir. Nous en accuserons plutôt avec franchise l'incertitude ou la fausse sécurité qu'a fait naître la doctrine de la non-contagion définie dans des termes vagues et dans un sens trop absolu. C'est parce que nous pensons que l'intérêt de nos concitoyens réclame ces mesures omises, que nous les avons signalées.

Le mal n'ayant pu être prévenu, il a fallu chercher à en affaiblir les effets.

L'invasion inattendue du Choléra dans le centre de la capitale, avant qu'aucune autre ville de France en fût atteinte, n'a pas permis de préparer ces mesures d'hygiène publique. Ce n'est que lorsque l'Administration a été instruite de l'existence de l'épidémie, qu'elle s'est livrée avec activité aux soins nécessaires pour en arrêter les progrès.

Elle établit, d'abord, une section permanente de la commission de salubrité à la préfecture de Police. Composée d'administrateurs, de médecins et de chimistes distingués, cette assemblée éclairait l'autorité sur la marche administrative qu'il convenait d'adopter, sur les moyens hygiéniques les plus convenables, et sur les propriétés des substances que l'on pouvait opposer à l'infection avec le plus d'avantage.

Des commissions composées de personnes notables avaient été formées dans tous les arrondissements , pour visiter les maisons et les appartements , y porter de sages conseils relatifs à la
propreté , et présenter des rapports à l'Administration. Il est facile de concevoir que ces commissions ont rendu d'importants services.

Une institution qui peut servir de modèle , et la
plus utile de toutes, selon nous, est celle des bureaux de secours , ou postes médicaux.

Ces bureaux de secours ont été établis dans tous
les quartiers ; un drapeau tricolore les indiquait
dans le jour , et un réverbère à verre de couleur
rouge les signalait pendant la nuit. Des médecins
et des élèves instruits , en nombre suffisant, y
étaient continuellement , et n'étaient remplacés
qu'après un laps de temps déterminé. Ils donnaient
des conseils aux personnes qui venaient les récla-
mer, ou se portaient à domicile auprès des malades
partout où ils étaient indiqués. Les cholériques vi-
sités étaient traités chez eux , ou portés dans les
hôpitaux, à volonté. Les pauvres recevaient gratui-
tement les remèdes , préparés par le pharmacien le
plus rapproché, auquel l'Administration de l'arrondissement en tenait compte. Le bureau de secours
de Saint-Sulpice avait donné des conseils médicaux
à plus de trois cents personnes , soit dans le bureau
même , soit à domicile , la veille du jour où nous

le visitâmes. Tout était noté sur des registres, ainsi que les tours de service et l'attestation de présence.

Des infirmiers et des brancards, avec un matelas couvert de toile ciré, et des couvertures, y étaient en nombre suffisant pour le transport des cholériques dans les hôpitaux.

Voici un exemple des avantages que l'on retirait des postes médicaux :

Un homme atteint subitement du Choléra était tombé dans la rue ; il fut porté au bureau de secours du onzième arrondissement ; le froid dont il était saisi, et sa faiblesse, étaient tels que l'on craignait qu'il ne succombât dans le trajet du bureau à l'hôpital. On rappela la chaleur en l'enveloppant de couvertures maintenues chaudes par des briques; ce malade reprit des forces, et fut transporté à l'hôpital, où il guérit.

Les postes médicaux étaient avantageux sous le rapport moral, sous le rapport politique et sous le rapport médical : ils dissipaient la crainte de manquer de soins ; ils rapprochaient la population de l'Administration, et tous les remèdes utiles étaient donnés.

Des hôpitaux temporaires ont été établis dans divers arrondissements; mais il a fallu un temps long pour les disposer, et ce n'est qu'environ trois semaines après l'invasion de l'épidémie, lorsque le nombre des cholériques eut diminué, qu'ils purent recevoir des malades. De petites ambulances improvisées en avaient reçu plus tôt.

La nécessité où l'on était de transporter les cholériques dans les hôpitaux ordinaires, a été funeste à bien des malades, auxquels le Choléra s'est communiqué. On les avait d'abord reçus à l'Hôtel-Dieu, dans des salles séparées qui leur avaient été exclusivement destinées; mais l'affligeant spectacle de tant d'hommes mourants, et l'insuffisance de ces salles les avaient fait abandonner.

Les prisons ont aussi été l'objet de la sollicitude de l'Administration. Le nombre des prisonniers fut diminué, soit parce que des graces furent accordées à une partie, soit par la faculté accordée à d'autres d'habiter des maisons de santé, soit par la translation d'un certain nombre dans des maisons de détention. Les murs des prisons furent blanchis au lait de chaux ; des vases contenant une dissolution de chlorure de chaux furent placés comme dans d'autres édifices publics. Ces précautions ont sans doute contribué à diminuer les effets de l'épidémie; car le nombre des prisonniers cholériques a été peu grand, comparé à celui de la population atteinte.

Dans l'intérieur de la ville, des réparations pour l'écoulement des eaux ont été faites, des rues sales ont été arrosées et lavées avec de l'eau chlorurée.

La bienfaisance publique a aussi apporté son tribut dans ces moments de calamité, où tant de besoins se faisaient sentir.

Des distributions de bouillons , de soupes et de viandes ont été faites dans les mairies des arrondissements. Les bureaux de bienfaisance ont vu accroître leur allocation ordinaire ; ils ont pu répandre plus largement les bienfaits qui sont le but de leur institution. Des sommes ont été versées par les citoyens dans les caisses municipales , pour secourir les cholériques indigents. Les efforts se sont multipliés de toute part pour soustraire à une épidémie cruelle le plus de victimes possible.

L'hygiène publique était du ressort de l'Administration ; mais les soins d'hygiène privée ne pouvaient être pris que par les individus, par les habitants eux-mêmes

Les règles de conduite dans l'emploi des choses propres à la conservation de la santé ont été tracées et publiées dans une instruction redigée par une commission de médecins distingués ; ces règles diffèrent peu de celles qui sont généralement recommandées pour prévenir le développement des autres maladies. Le plan de notre travail ne nous permet point d'examiner en particulier chacun des préceptes contenus dans l'instruction donnée par les médecins de Paris, et nous ne pouvons qu'applaudir aux sages conseils que renferme cette instruction sur la nécessité de maintenir le calme de l'ame, d'éviter l'impression du froid, de se livrer à un exercice modéré, de recourir aux bains de propreté, aux frictions, etc.

Mais il est quelques points plus importants, qui nous semblent devoir fixer davantage l'attention générale; ainsi, l'air qui reçoit les émanations des corps malades, ne saurait être trop renouvelé; il n'a pu l'être convenablement à Paris, où l'épidémie s'est déclarée dans une saison froide. Les personnes pauvres, trop souvent privées de vêtements, réunies dans des appartements étroits dans les conditions les plus défavorables, se tenaient renfermées pour ne point donner accès au froid; elles se prêtaient une mutuelle chaleur et restaient ainsi soumises à l'influence nuisible de toutes les émanations, et surtout des émanations funestes, lorsqu'au milieu d'elles, le Choléra avait pu pénétrer. Nous ne pouvons douter que ce ne soit là une des puissantes causes de la propagation de la maladie, transportée ensuite d'un rez-de-chaussée à un étage supérieur, dans les maisons voisines, où les individus sortant d'un premier foyer, allaient succomber tour à tour.

On ne saurait donc trop recommander de tenir constamment ouverts les appartements habités par les cholériques, et de favoriser par tous les moyens possibles le renouvellement d'un air altéré; les soins de propreté ne sont pas moins utiles pour maintenir la pureté de l'air.

L'abus des liqueurs spiritueuses a été trop nuisible, pour qu'il soit nécessaire d'insister sur la nécessité d'en éviter l'usage immodéré.

On a généralement donné, à Paris, la préférence au régime animal, et bien des personnes ont abandonné leur régime habituel, pour se nourrir d'aliments auxquels leurs organes n'étaient point accoutumés. Nous pensons que c'est une faute; une triste expérience a prouvé qu'un tel changement ne mettait point à l'abri du mal; il a pu causer bien des indispositions qui ont été vaguement attribuées à l'influence épidémique.

Les végétaux dont on se nourrit habituellement, de même que les fruits murs, ne renferment rien de nuisible; leur usage modéré contribue plus que celui des substances animales à prévenir les inflammations; les habitants des campagnes qui en font leur principale nourriture, ont une santé qu'envieraient les habitants de nos villes.

Nous dirions aux personnes qui nous consulteraient : Gardez-vous de quitter votre régime habituel. Vous connaissez quels aliments votre estomac digère le mieux; employez-les de préférence, quel que soit le règne auquel ils appartiennent; faites en un usage modéré. Évitez les mets qui vous ont fatiguées... On peut donc user de tout, pourvu qu'on n'abuse de rien.

Pour éviter l'impression du froid, on a conseillé les vêtements de laine, les ceintures de flanelle; à Paris, on en a distribué à la classe pauvre. Ce conseil, qui nous est parvenu du nord de l'Europe, et qui a été répété parmi nous, est bon sans doute dans les saisons froides, principalement aux personnes qui font de ces vêtements un usage habituel; mais dans la saison des chaleurs, il expose les adolescents et bien des adultes à des sueurs immodérées, à des transitions nuisibles.

Aux personnes qui pendant l'été ne pourraient supporter les ceintures de flanelle, nous conseillerions des ceintures de soie, les mouchoirs par lesquels le col est garanti. Non seulement la soie ne produirait pas des sueurs abondantes et nuisibles, mais encore elle pourrait garantir d'une action électrique défavorable, dont les docteurs Annesley, Loder, Schnurrer et autres, ont admis l'influence.

On a remarqué à Paris que, pendant le plus haut degré de l'épidémie, la tension électrique était intense; des poids métalliques qui étaient suspendus à un aimant, s'en sont détachés. (*Gazette des Hôpitaux*, n° 31.)

Nous garderons le silence sur l'influence que peut avoir l'électricité sur la production de la maladie. Nous ignorons ses effets sous ce rapport; nous nous bornerons à rappeler que depuis Franklin, les physiciens savent que les lieux bas et humides dégagent continuellement des émanations imprégnées d'électricité résineuse ou négative, dont l'intensité redouble lorsque l'air est chargé d'électricité vitrée ou positive, surtout à l'approche des orages ; alors cette tension électrique favorise la putréfaction des bouillons, des viandes et de toutes les substances animales.

Nous terminons là notre description générale de l'épidémie. C'est aux médecins de Paris, dont nous avons tant de fois entendu louer le zèle et le dévoûment, à consigner son histoire complète dans les annales de la science. Nous avons dû nous borner à en esquisser les traits les plus saillants et à signaler les précautions qui peuvent prévenir l'invasion du Choléra dans notre ville ou le rendre moins funeste à nos concitoyens.

Deuxième Partie

PAR M. POLINIÈRE.

CHAPITRE PREMIER.

DESCRIPTION DU CHOLÉRA-MORBUS.

Lorsque nous nous trouvâmes pour la première fois au milieu des cholériques, dont les salles de l'Hôtel-Dieu étaient remplies, nous fûmes frappés d'abord de la variété, de la différence des états morbides dans lesquels s'offraient à nous les infortunés atteints d'une même maladie : les uns, tourmentés par une épigastralgie violente, des vomissements et des crampes, poussaient des cris perçants ou lamentables ; les autres, immobiles, en supination, ressemblaient à des cadavres ; ceux-ci, avec un visage rouge, semblaient animés par la fièvre ; ceux-là s'éteignaient dans un coma typhoïde.

Il était impossible qu'un tel spectacle, outre le saisissement douloureux et profond qu'il devait produire en nous, ne portât pas de la confusion dans nos idées ; la même impression sera vraisemblablement partagée par tous ceux qui observeront des cholériques pour la première fois, bien qu'ils aient acquis préalablement une instruction théorique, par la lecture; aussi notre premier soin fut-il de chercher à démêler ces variétés de formes de la maladie, et de les coordonner entre elles.

Les médecins anglais qui ont étudié le Choléra aux lieux mêmes de sa naissance, MM. Jamerson, Orton, William Scot, Mac Michael, etc., nous en ont donné des descriptions précieuses; celles qui sont dues à nos compatriotes, MM. Foy, Sandras, Brierre de Boismont, Chamberet, Trachèz, etc., dont la Pologne a connu le zèle courageux et éclairé, ne méritent pas moins d'être appréciées. Quand on a compulsé ces divers auteurs, qu'on a recueilli dans l'un ce que l'autre avait pu omettre, on obtient en définitive une énumeration assez complète de tous les symptômes; mais il ne s'agit pas seulement de présenter la longue liste de ces symptômes; il importe surtout de les classer, de les grouper d'une manière plus propre à faire ressortir les phases successives de la maladie, et à en faciliter l'étude : c'est ce que nous nous proposons de faire.

Chez certains sujets, le Choléra se déclare subitement avec une telle violence, marche avec une telle rapidité, que la vie est anéantie en quelques instants. Dans ces cas extraordinaires de sidération

nerveuse, dont les habitants de l'Inde et de l'É-
gypte rapportent des exemples, les effets du mal
sont comparables à ceux de l'acide prussique : spasmes tétaniques et mort.

Nous n'aurons pas de faits semblables à citer :
la plus courte durée de la maladie a été de trois
à quatre heures chez les adultes, et d'une heure
environ chez un enfant; il est rare qu'elle ne s'é-
tende pas de douze à vingt-quatre, quarante-huit
heures et au delà.

Lorsque le Choléra tue en quelques heures,
les phénomènes morbides se succèdent si rapidement, qu'ils se confondent entre eux et ne forment
qu'un assemblage confus aux yeux d'un observateur médiocrement exercé; mais si la maladie a sa
durée moyenne de deux à quatre jours (ce qui a
lieu le plus communément), alors on voit se succéder distinctement les diverses phases que nous dé-
sirerions faire toucher au doigt et à l'œil, afin d'é-
pargner à d'autres l'embarras et l'incertitude que
nous avons d'abord éprouvés.

Prodromes.

On n'est presque jamais atteint du Choléra, sans
avoir ressenti préalablement du trouble dans sa
santé.

Pesanteur de tête, bourdonnements et tintements

d'oreilles, vertiges; anorexie, coliques, borborygmes,
diarrhée; lassitude, brisement des membres, malaise général indéfinissable; douleurs dans le dos
ou dans les lombes avec frissons; palpitations,
anxiété et défaillances : tels sont les signes précurseurs. On ne les rencontre pas tous réunis chez un
même sujet. Très variables, ils durent plusieurs
jours, comme ils peuvent se réduire à quelques heures; tantôt ils sont fortement prononcés, tantôt si
légers qu'on y fait à peine attention; mais il est
très rare que la diarrhée n'ait pas eu lieu pendant
deux ou trois jours, et même plus; cette circonstance doit être notée. On conçoit toute l'importance
de ces symptômes avant-coureurs, qu'un médecin
anglais, exerçant dans l'Inde, ne faisait pas diffi-
culté de considérer comme constituant déja par eux-
mêmes le commencement de la maladie. Pendant
le règne de l'épidémie la négligence d'un tel état
de malaise a été souvent fatale. Combien d'individus auraient pu être soustraits aux coups mortels
du fléau, si, suffisamment avertis par le dérangement insolite de leur santé, ils se fussent em-
pressés de se soumettre à un régime et à un traitement convenables !

MALADIE CONFIRMÉE.

Première Période.

L'invasion du Choléra se fait le plus ordinairement pendant la nuit ou le matin; elle s'annonce en général par des vomissements , par des évacuations diarrhéiques et par des crampes très douloureuses. Ces symptômes caractéristiques du début de la maladie surprennent d'une manière plus ou moins violente des personnes déja souffrantes , ou à peine indisposées : quelquefois à leur réveil après un sommeil paisible , se trouvant encore au lit , ou déja debout et en marche. Chez quelques sujets l'invasion éclate comme un coup de foudre ; par exemple : un jeune soldat , vigoureux , et qui n'avait éprouvé qu'une légère diarrhée de trois jours , est pris du Choléra pendant sa faction ; son arme s'échappe de son bras , il tombe par terre et se roule en proie aux vomissements et aux contractions musculaires les plus cruelles.

Ces crampes, par lesquelles se signale la maladie, et qui vont persister pendant toute sa durée, mais à un moindre degré et avec des alternatives fréquentes de relâchement, commencent en général par les orteils et les pieds , puis se répandent rapidement dans les faisceaux musculaires des jambes , où elles se fixent avec une opiniâtreté particulière ; elles n'atteignent les cuisses que passagérement dans la plupart des cas ; mais parfois, elles y sont intenses et durables. Le tronc et les membres supérieurs du corps n'en sont pas exempts. Ces spasmes affectent d'une manière successive ou simultanée les muscles des avant-bras, des bras et des autres régions.

Tourmentés par une céphalalgie pénible, par une extrême anxiété qu'ils manifestent en faisant des efforts continuels et impuissants pour se soulever, pour changer de place, les malades jettent leur tête avec un air de mauvaise humeur ou de désespoir, poussent des cris, quelquefois des hurlements, ou font entendre des gémissements lamentables ; ils se plaignent de douleurs déchirantes dans la poitrine, dans le dos, aux attaches du diaphragme ou vers la région du cœur, dans le cœur lui-même ; ils portent fréquemment la main à l'épigastre, comme pour arracher un poids qui les fatigue et les blesse ; ils font ce geste surtout quand les efforts continuels de vomissement n'amènent aucun résultat. Très rarement ils ressentent des coliques aiguës, mais souvent des ténesmes que les évacuations diarrhéiques calment momentanément. En général ils peignent leurs souffrances en se servant de termes énergiques et effrayants.

La respiration devient courte, laborieuse, souvent

accompagnée d'une douleur gravative ou pongitive dans l'hypochondre gauche ; cette dyspnée est constante.

Le visage va recevoir l'empreinte spéciale commune à tous les cholériques ; ce qui a fait dire que tous ont les mêmes traits, que tous se ressemblent.

Dès ce moment la voix commence à prendre un timbre faible, voilé, sépulcral, dont on ne peut donner une idée exacte, mais qu'il suffit d'entendre une fois pour ne jamais l'oublier ; c'est la voix cholérique.

La sécrétion de l'urine est complétement suspendue. La sécrétion de la bile et de la salive sont à peu près nulles.

Des vergetures livides, violacées, couvrent la peau, qui commence à se refroidir aux extrémités des membres.

Cependant le pouls est petit, faible avec un peu de fréquence.

La langue, légèrement rouge à la pointe, est pâle dans toute son étendue, nette ou légèrement saburrale, mais toujours humide.

Quant aux matières rendues par le vomissement, elles consistent en un liquide aqueux et glaireux, d'un blanc sale, jaunâtre ou grisâtre, contenant de petits flocons blancs albumineux qui tombent au fond du vase. La présence de la bile y est très rare, et encore ne la rencontre-t-on que momentanément. Les évacuations alvines , quelquefois séreuses, ressemblent en général à une purée claire de riz d'une teinte blanchâtre, ou rosée ou rougie; quelquefois des stries de sang s'y trouvent mêlées.

Telle est la première période caractérisée par les vomissements et les évacuations, et notamment par les crampes. On a vu l'un ou l'autre des deux premiers signes manquer; dans certains cas rares il y a même absence de tous les deux , mais les crampes existent toujours. Nous n'avons rencontré qu'un seul cas de choléra intense où ce phénomène n'ait pas eu lieu.

Chez quelques sujets , l'invasion du Choléra s'accompagne d'une prédominance sanguine , d'un état inflammatoire du côté de l'estomac , de la tête, etc. ; alors la langue est un peu rouge aux bords et le pouls a de la plénitude et de la dureté. C'est ce que M. Wolowski, premier médecin du quartier général de l'armée polonaise , appelle le Choléra inflammatoire. Ce médecin, qui assistait comme nous à la clinique de M. Husson , nous en signala deux exemples. On ne l'observe que sur les sujets jeunes et d'une forte constitution.

Il est à remarquer que lorsque la maladie se présente sous cette forme, et que les signes de gastrite sont assez prononcés , la sécrétion urinaire ne se trouve pas abolie , mais seulement diminuée de beaucoup.

La durée de la première période est très variable, de quelques minutes à plusieurs heures. Elle
ne doit être considérée que comme le début de la
maladie, qui va se caractériser davantage et offrir
le développement de nouveaux symptômes en s'ag-
gravant. Ceux que nous venons de décrire sont
donc plus effrayants que dangereux par eux-mêmes.

Cependant, les vomissements, les spasmes musculaires et l'anxiété peuvent être portés à un assez
haut degré d'intensité pour causer la mort.

Dans les premiers jours de l'épidémie, on a vu
des cholériques expirer après trois ou quatre heures d'angoisses et de spasmes musculaires atroces,
avant d'avoir subi les accidents graves que nous
allons exposer. Chez quelques-uns il y avait en
même temps vomissements et déjections alvines
réitérées; chez d'autres, des selles sans vomissements, et plus rarement enfin absence complète
d'évacuations.

Le nombre des malheureux qui ont succombé
de cette manière à la violence des spasmes, avec ou
sans évacuations, était évalué approximativement
à douze ou quinze sur deux cents malades.

Deuxième Période.

Bientôt les extrémités, de fraîches qu'elles étaient,
deviennent froides et glacées; elles donnent à la

main de l'observateur la sensation de froid et d'humidité qu'on ressent en touchant une grenouille, suivant l'expression du docteur Mac Michael, ou en touchant un cadavre. Les pieds et les jambes, les mains et les avant-bras prennent une teinte brunâtre, violacée et enfin bleue, qui se fait remarquer aussi sur les lèvres et aux joues ; les ongles deviennent violets, et la peau des pieds et des mains se ride, comme si ces parties eussent macéré long-temps dans l'eau.

Le nez est froid ; la langue, semblable à un lambeau de chair morte, est froide, ainsi que les lèvres ; l'air expiré est absolument sans chaleur. Cependant nous n'avons vu que deux cholériques qui se plaignissent du froid et qui eussent ressenti des frissons avec tremblottement.

Tous semblent ignorer qu'ils sont frappés de cette congélation si extraordinaire : ils ne réclament jamais de couvertures plus chaudes, et même se découvrent volontiers ; essaie-t-on de les réchauffer trop brusquement par l'application de corps très chauds ou par des bains d'une température très élevée, on leur cause une douleur qu'ils témoignent en poussant des cris. Une soif ardente les dévore, ils demandent incessamment à boire. Quelques-uns préfèrent les boissons chaudes ; mais ils appètent généralement les boissons froides. Ils vomissent immédiatement après avoir bu et se plaignent avec angoisse d'une douleur vive, d'une forte sensation de brûlement dans la région épigastrique. Quelquefois les vomissements sont plus copieux que les liquides ingérés ; d'autres fois l'estomac en retient une partie. Il est distendu comme une poche inerte, par une énorme quantité de liquide, chez ceux qui meurent dans cette période de froid, parce que les vomissements ont cessé plus ou moins long-temps avant la mort.

Les évacuations alvines rares ou abondantes s'accompagnent d'un ténesme très pénible, ou bien se font à l'insu du malade.

La quantité de liquide expulsée par la bouche et l'anus est parfois énorme, presque incroyable.

Le ventre, indolent à la pression, est ordinairement déprimé, contracté ; mais quelquefois il présente une sorte de plénitude ou de *patosité*, signe d'irritation inflammatoire des intestins, suivant M. le professeur Broussais.

Le pouls devient insensible et disparaît tout-à-fait ; on sent à peine les battements lents du cœur. Les organes moteurs de la circulation sont tellement privés de ressort, que le sang coule à peine, ou même ne coule pas du tout par les veines des membres largement ouvertes. Bien plus, on a vu l'artère radiale coupée en travers ne pas laisser échapper une goutte de sang. Quand on parvient à en obtenir, il est noir, filant et sans consistance fibrineuse ; on l'a comparé à de la gelée de groseille.

La gêne et le bruit de la respiration , qui est constamment courte, sont très sensibles; et pourtant le sthétoscope fait entendre l'expansion vésiculaire. A un degré plus avancé, les vésicules bronchiques ne se dilatent plus que très faiblement.

En général , les crampes deviennent plus rares et moins douloureuses. Un spasme d'un autre genre leur succède quelquefois, c'est un hoquet fréquent et très pénible.

Les traits de la face sont tirés et affaissés. Le globe de l'œil atrophié, entouré d'un cercle livide, est rétracté au fond de l'orbite excavé et agrandi ; à moitié recouvert par la paupière, il ne montre que le blanc terni de la sclérotique; des ecchymoses transversales ou une sécrétion pseudomembraneuse particulière couvrent la conjonctive.

Toute la surface cutanée est flétrie , privée de sensibilité. Semblable à un tissu inorganique, elle conserve le pli qu'on y forme par le pincement(1).

Les testicules, dont le volume est amoindri, sont appliqués contre les orifices des anneaux inguinaux.

---

(1) M. le docteur Tarral a vu à Varsovie un cholérique algide, dont la peau avait une sensibilité exaltée et douloureuse dans toutes les parties non cyanosées, ces dernières seulement étant insensibles. En nous communiquant cette observation il nous a dit qu'il ne connaissait aucun fait analogue.

Il se fait une fonte de la graisse, un affaissement du tissu cellulaire, de telle sorte que, dans l'espace de quelques heures, le volume des membres a diminué, la peau s'est collée sur les os, comme après une longue maladie.

Étendu en supination, ayant la tête renversée en arrière ou pendante sur une épaule, indifférent à son sort et aux scènes de destruction qui l'entourent, le cholérique ne respire que faiblement; son visage hideux, froid et bleuâtre porte l'empreinte de la mort; ses membres bleuâtres et glacés restent sans mouvement. Il ne sort de cet état de mort apparente que lorsque les vomissements recommencent; les évacuations alvines se faisant très souvent à son insu. Il se ravive encore quand on l'interroge, et l'on n'a pas besoin de parler haut pour se faire entendre de lui. Alors soulevant ses paupières, entr'ouvrant lentement ses yeux éteints, d'une voix faible, sépulcrale, il répond juste aux questions; il souffle, comme on dit, ses paroles; mais il ne pourrait pas prononcer une phrase de suite; chaque mot est suivi d'une pause; ce qui provient de la petite quantité d'air admise dans les poumons. C'est chose surprenante de voir le cholérique arrivé à ce degré de la maladie répondre à vos questions : c'est un cadavre qui parle. L'intégrité des facultés intellectuelles au milieu de ce trouble profond de l'organisme n'est pas le phénomène le moins étrange. Chez quelques sujets on remarque une sorte d'hésitation intellectuelle au premier moment; mais elle se dissipe comme une légère ivresse.

Le délire est un phénomène très rare que nous n'avons observé que dans un très petit nombre de cas; M. Broussais le regarde comme l'effet sympathique de l'existence d'une gastrite aiguë.

Telle est la seconde période, appelée algide ou de cyanose pour exprimer ses deux caractères principaux. Sa durée moyenne est de six, douze à vingt-quatre heures, rarement quarante-huit heures ou plus.

Très souvent mortelle, elle peut l'être de deux manières : soit lorsque les symptômes de froid et de cyanose débutent violemment et se maintiennent à un haut degré d'intensité; alors les contractions du cœur, impuissantes, n'envoient au cerveau qu'une faible quantité d'un sang noir non hématosé; l'asphyxie et la mort sont promptes : soit lorsque cet état de froid et de cyanose, sans être très intense se prolonge au delà de quarante-huit heures; dans ce cas la vitalité diminue graduellement et s'éteint doucement. Cette transition de la vie à la mort, par asphyxie lente, est absolument insensible.

On voit aussi certains cholériques tomber directement de cette période de froid dans l'état typhoïde, dont nous parlerons bientôt. Mais en général la caloricité tend à se rétablir, et il en résulte une transformation remarquable des symptômes : c'est la réaction.

Troisième Période.

Le nouvel ordre de phénomènes morbides qui se prépare, va offrir un vif intérêt : il mérite d'être observé avec d'autant plus de sollicitude, que de son mode de développement va dépendre le sort du malade. La réaction fébrile amène avec elle la convalescence ou la mort, ou la dégénérescence typhoïde, qui n'est trop souvent qu'une mort retardée.

La réaction se déclare-t-elle franchement, va-t-elle marcher avec régularité, on la reconnaît aux signes suivants :

Toutes les parties du corps qui étaient froides, glacées, se réchauffent en perdant petit à petit leur coloration bleuâtre ; le pouls reparaît, s'anime et devient fébrile ; la circulation capillaire participe à la vitalité que reçoit la circulation générale ; l'expression cadavéreuse de la face diminue, les traits reprennent une disposition plus naturelle, le teint se colore ; le timbre de la voix n'est plus aussi voilé ; la langue réchauffée rougit sur les bords et se couvre d'un enduit saburral.

L'absorption, qui avait été abolie dans les organes

digestifs, se rétablit avec une grande activité et verse dans le torrent de la circulation les liquides ingérés qu'ils ont conservés; circonstance sur laquelle on ne saurait trop appeler l'attention des praticiens.

Pendant que la fièvre poursuit son cours; un sommeil inattendu, prolongé, réparateur, s'empare du malade. A son réveil il a le sentiment du changement favorable opéré en lui, il ne se plaint que d'un peu de pesanteur de tête.

Une sueur chaude, et d'une nature visqueuse, couvre toutes les parties du corps. Cette sueur varie infiniment en quantité et en durée : chez un grand nombre de sujets elle se réduit à une moiteur très légère à peine sensible.

La soif est apaisée. Quelques malades témoignent déja le désir de manger : nous en avons vu qui réclamaient avec instance des aliments; mais cette faim ne peut pas être franche et ne doit jamais être satisfaite. L'aliment le plus léger déterminerait des accidents mortels.

Les voies urinaires s'ouvrent et laissent échapper, avec quelque douleur, une urine peu abondante et d'un rouge foncé. Le retour de la sécrétion rénale n'a quelquefois lieu que douze ou même vingt-quatre heures après le commencement de la réaction. Chez certains sujets, l'apparition de l'urine s'est fait attendre trois et même quatre jours. Nous regrettons de ne pouvoir insérer ici une observation intéressante, qui nous a été communiquée par M. le docteur Auguste Bertrand, attaché au poste médical du neuvième arrondissement, en voici les traits principaux : un cholérique âgé de trente-deux ans sortant de l'état algide et bleu le plus intense par l'effet d'une bonne réaction accompagnée de sueur copieuse, se trouvait en voie de convalescence; mais l'urine ne reparaissait pas, et pourtant il n'y avait plus ni sueur ni évacuation qui pussent expliquer ce défaut de sécrétion rénale. Enfin l'urine parut, mais ce ne fut qu'au sixième jour après la réaction. Dès ce moment, convalescence rapide. Continuons.

Les évacuations alvines diarrhéiques et blanchâtres ont cessé, et sont remplacées par l'expulsion de matières d'un brun verdâtre, d'une consistance molle d'abord, puis ferme et presque naturelle. Cette coloration normale, annonçant le retour de la sécrétion de la bile, est d'un bon augure.

Lorsque ces deux sécrétions importantes de la bile et de l'urine sont rétablies; que la salive reparaît; que le hoquet survenu dans la période algide cesse entièrement; lorsque surtout le pouls se maintient fréquent et fort, sans l'être trop; les grands dangers, ou du moins ceux de la maladie, sont passés; la convalescence est obtenue; et c'est en général du troisième au cinquième jour que cette issue heureuse a lieu.

La durée de la réaction est de douze à quarante-huit heures. Est-il nécessaire d'ajouter que de grandes variétés s'observent dans sa marche, dans l'époque du retour des sécrétions, dans l'intensité de la fièvre, etc., suivant les différents cas et les tempéraments ?

Il s'en faut de beaucoup que le développement régulier et complet des phénomènes de la réaction s'accomplisse sans accidents. Avec elle se manifestent des dangers nouveaux et bien redoutables. Les congestions sanguines se font alors avec une promptitude mortelle sur divers organes, et principalement sur le cerveau. Le hoquet et d'autres symptômes ataxiques surviennent, et attestent le trouble de l'encéphale et de l'organisme. Rien de plus insidieux, de plus perfide, que cette période de la maladie : paraît-elle s'annoncer avec tout l'ensemble des symptômes les plus rassurants, c'est peut-être le moment où tout espoir de guérison va être perdu. Pendant les dix premiers jours de l'épidémie, elle était trompeuse à un tel point qu'un des médecins de La Pitié nous disait : « La réaction s'obtient assez facilement, mais comment la désirer ? c'est le signal de la mort ! » En effet, combien n'avons-nous pas vu de ces malheureux, qui se trouvant réchauffés, ranimés, semblaient toucher à la convalescence, lorsque tout-à-coup, sans cause connue, sans imprudence commise, le collapsus subit et profond des forces, la cessation du pouls, le refroidissement de la sueur, l'expression sinistre de la face, présageaient une terminaison funeste. Elle ne tardait pas à se réaliser : soit par la mort qui, deux ou trois heures après, survenait sans râle, sans agonie; la vie diminuait graduellement, puis s'éteignait subitement : soit par la dégénérescence typhoïde, dont nous allons parler.

Quatrième Période.

Lorsque la nature épuisée ne peut opérer qu'une réaction fébrile, impuissante, incapable de rétablir l'équilibre des fonctions, le cholérique tombe dans un état d'adynamie et de somnolence, avec véritable coma ou délire taciturne; on l'entend faire des plaintes mal articuleés; sa face est terreuse et décomposée, ses narines sont pulvérulentes; ses paupières, entr'ouvertes et chassieuses, laissent voir les globes des yeux ternes et renversés; le pouls est nul, ou filiforme, et s'efface sous la plus légère pression; l'ensemble des symptômes présente une forme typhoïde, mais qui diffère essentiellement du typhus proprement dit.

Dans trois hôpitaux de la capitale, nous avons vu un grand nombre de cholériques périr ainsi misérablement du sixième au huitième jour; mais nous pouvons affirmer qu'à l'exception de trois ou quatre d'entre eux, chez lesquels on pouvait reconnaître des signes caractéristiques de typhus, tels que la sécheresse fuligineuse de la bouche, les soubresauts tumultueux des tendons, etc.; tous ces infortunés voués à la mort, ne succombaient cependant pas à la maladie redoutable connue sous le nom de typhus contagieux. Cette observation est d'un assez haut intérêt pour que nous croyions devoir la faire ressortir.

Nous avons déja dit que l'état typhoïde pouvait succéder immédiatement à celui de froid et de cyanose, sans que la réaction ait pu s'effectuer. Cette funeste dégénérescence s'observe chez les sujets exténués par les circonstances antérieures à la maladie ou par l'intensité de la maladie elle-même.

Convalescence. — Rechute. — Récidive.

La convalescence du Choléra participe du caractère grave et insidieux de cette terrible maladie; elle n'est pas le terme des inquiétudes, aussi réclame-t-elle une surveillance des plus attentives. Sa durée s'étend de huit jours à un mois.

Les cholériques convalescents n'éprouvent plus de crampes, d'angoisses, de vomissements et de déjections; ils ne présentent plus, en un mot, les symptômes de la maladie; mais les traces profondes qu'elle laisse après elle, sont fortement marquées dans l'expression de leur visage, dans l'habitude de leur corps.

Chez ces êtres, épuisés par trois ou quatre jours de souffrances comme s'ils relevaient d'une maladie de plusieurs semaines, les orbites encore excavés, les yeux éteints et couverts de paupières livides, la pâleur et la tristesse de la face, dont les traits sont affaissés; la faiblesse de la voix; le besoin impérieux de reposer des membres brisés par la douleur; le penchant irrésistible au sommeil; l'indifférence absolue pour tout ce qui se passe autour de leur lit; la mollesse et la lenteur du pouls; la susceptibilité de la peau, qui redoute le froid et les variations brusques de la température; la sensibilité abdominale, des coliques fugaces causées par des vents et cessant après leur expulsion: voilà les principaux traits de la convalescence durant les deux ou trois premiers jours. Les moindres imprudences pourraient en troubler le cours, et causer des rechutes dangereuses, promptement mortelles.

Bientôt la faim se déclare. Si les aliments donnés graduellement avec prudence sont bien supportés, l'état général du convalescent s'améliore très sensiblement : son visage se colore, ses forces se relèvent; il fait des progrès vers l'état de santé.

Mais c'est souvent au moment où l'on se croit à l'abri de toute crainte, au moment où le convalescent ayant le sentiment d'un bien-être général, a reçu les premiers bouillons, qu'une rechute effrayante éclate, avec assez de violence pour devenir mortelle : la face s'altère et pâlit, les extrémités se refroidissent, des spasmes musculaires reviennent dans les mollets et augmentent l'anxiété, le pouls faiblit et disparaît. Au bout de quelques heures la mort a lieu sans agonie.

D'autres convalescents, qui échappent aux rechutes, sont quelquefois atteints de maladies nouvelles, résultant d'une prédisposition antérieure, ou de la souffrance particulière d'un des principaux viscères, pendant l'intensité des deux premières périodes du Choléra, ou d'une congestion sanguine, pendant la réaction fébrile. Ainsi l'aliénation mentale, la pneumonie, la péricardite, les diverses hydropisies, la gastrite, l'entéro-colite, la diarrhée colliquative.... toutes les maladies, en un mot, peuvent enrayer la convalescence, et jeter les malheureux qui viennent d'échapper à tant de dangers, dans de nouveaux écueils décidément funestes.

Les maladies préexistantes sont souvent aggravées : c'est ainsi qu'un jeune homme convalescent du Choléra, et qui jusque là n'avait eu que des crachements de sang rares et peu abondants, fut atteint de violentes hémoptysies et ne tarda pas à succomber. Souvent aussi la marche des maladies antérieures, qui n'a été que suspendue, se retrouve au même point qu'avant l'explosion de l'orage. Enfin dans quelques cas rares, l'affection morbide préexistante, absorbée en quelque sorte dans la grande et nouvelle perturbation imprimée à l'économie par le Choléra, s'efface et ne se rencontre plus à l'époque où celui-ci se termine par la convalescence. Nous pouvons rappeler ici comme preuve de cette assertion, un fait bien intéressant que nous communiqua M. le professeur Récamier. Une femme était atteinte d'une péritonite météorique, lorsqu'elle fut saisie par le Choléra le plus intense. Dans la période algide on lui pratiqua deux saignées; et ce fut avec la plus grande peine qu'un sang noir, filant, fut obtenu. Cette émission sanguine, secondée d'une médication efficace, dissipa les accidents; la malade entra en convalescence du Choléra; elle était délivrée de sa péritonite.

La récidive du Choléra est possible, mais on ne la rencontre que très rarement : la plupart des auteurs n'en parlent pas. M. Brierre de Boismont, qui en fait mention, dit qu'elle est due presque toujours à des imprudences; il cite un médecin anglais, comme ayant été attaqué trois fois du Choléra, pendant son séjour dans l'Inde. M. le docteur Tarral a observé à Varsovie quelques cas de récidive. L'épidémie de Paris en a fourni d'assez remarquables. Nous avons vu, entre autres, dans la salle de M. Petit, à l'Hôtel-Dieu, un jeune homme qui depuis trois jours était en convalescence d'un Choléra algide et bleu, lorsque tout-à-coup, à la suite d'un écart de régime, la maladie reparut avec tous ses éléments dans leur ordre accoutumé : crampes et évacuations, puis froid et cyanose. M. Petit lui appliqua de nouveau son traitement, dont ce jeune malade avait déja éprouvé une première fois les excellents effets; une seconde convalescence commençait le jour de notre départ.

Les médecins attachés aux postes médicaux nous ont cité quelques faits analogues de récidive, mais en très petit nombre. M. Bertrand a vu, dans le neuvième arrondissement, un individu guéri depuis sept jours du Choléra et qui en fut atteint de nouveau. Cette fois la maladie fut mortelle.

CHAPITRE DEUXIÈME.

RÉSUMÉ; RÉFLEXIONS.

La description du Choléra-Morbus que nous venons de tracer, est l'expression générale des faits : elle repose sur les observations recueillies aux lits de plusieurs centaines de malades. C'est bien ainsi que les phénomènes morbides apparaissent et se succèdent dans l'universalité des cas; mais on conçoit que chaque cholérique n'en présente pas exactement la réunion complète. Résumons.

§. I.

Le Choléra-Morbus, épidémique de l'Inde, est une maladie qui ne ressemble à aucune autre : sa durée ordinaire est de quelques heures ou de trois, quatre à cinq jours au plus. Passé ce terme les cholériques sont morts ou convalescents; ou languissent dans un état comateux qui n'est plus qu'une suite ou plutôt une transformation de la maladie primitive.

Le Choléra débute ordinairement par des évacuations alvines, des vomissements et des crampes. Ce dernier symptôme est à peu près constant; c'est la première période dite des crampes. Elle peut-être mortelle; mais c'est rare.

Bientôt après, l'état de froid et de cyanose se déclare; c'est la seconde période dite algide et bleue. Alors la vie peut être brusquement anéantie ou s'éteindre doucement après un long engourdissement. Ces deux cas sont fréquents.

Mais souvent aussi l'état algide se dissipe par l'effet de la réaction fébrile; c'est la troisième période. La réaction, très insidieuse, amène la convalescence ou la mort.

Quant à l'état comateux ou typhoïde, il peut survenir, soit directement pendant la période de froid, soit après des efforts impuissants de réaction.

La convalescence, trop souvent trompeuse, ne doit pas dissiper toutes les craintes.

§. II.

Ce coup d'œil rapide jeté sur la marche de la maladie rappelle les groupes de symptômes qui se rattachent à ses diverses périodes; celles-ci, dont la durée est variable, se succèdent par des transitions très marquées ou presque insensibles.

Le Choléra ne se présente pas toujours avec l'appareil effrayant des symptômes, avec la marche si rapidement mortelle, que nous lui avons vus dans les hôpitaux de Paris, au commencement et pendant le progrès de l'épidémie.

Quoique bien caractérisé, il peut parcourir ses périodes d'une manière benigne et avoir une terminaison aussi heureuse que prompte. Cette forme adoucie du Choléra, qui apparaissait déja, de temps à autre, au milieu du nombre infini de cas graves dont nous étions entourés, s'est multipliée à l'époque de la décroissance de l'épidémie. Quel aspect différent offrent les cholériques qui ne sont atteints qu'à ce faible degré ! Chez eux les déjections et les vomissements plus ou moins abondants, se font avec peu d'efforts et d'anxiété. Les crampes sont faibles, rares, et même nulles ; il y a peu de jactation et de plaintes ; l'aspect général de tous les symptômes n'a rien de grave ni d'effrayant. La période de froid et de cyanose est plutôt indiquée par des signes fugitifs que franchement et fortement caractérisée ; aussi la réaction, obtenue avec facilité, a-t-elle en général une marche régulière.

De l'examen de ces formes, de ces degrés différents de la maladie, on a été naturellement conduit à admettre deux espèces de Choléra. D'autres distinctions ou dénominations ont pris naissance de la variété des symptômes, de la prédominance de tel ou tel phénomène morbide, de l'intensité de l'une des périodes, des considérations fournies par l'âge, le sexe et le tempérament, etc. On peut les multiplier indéfiniment; voici les plus importantes.

Le Choléra-Morbus est-il porté à un haut degré de violence, on l'appelle *grave*, *intense*, *algide*, *bleu*, *asphyxia*, *de congestion*, *comateux*, *ataxique*, *spasmodique*, *foudroyant*, etc., suivant les cas particuliers.

N'offre-t-il aucun caractère inquiétant, c'est le Choléra *peu intense*, *léger*, *éphémère*.

Les signes de pléthore et de phlogose existent-ils dès le début, c'est le Choléra *sthénique*, *inflammatoire*.

Lorsque, au contraire, la langueur générale de l'organisme, l'absence de toute irritation inflammatoire, l'affaissement profond du systême locomoteur, la faiblesse du pouls, coïncident avec l'invasion, on dit que le Choléra est *asthénique*, *adynamique*.

Enfin, l'absence ou la nature des évacuations font appeler le Choléra *sec*, *bilieux*, etc.

Ce ne sont pas là de vaines épithètes; elles sont utiles, parce qu'elles expriment des formes réellement diverses de la même maladie, parce qu'elles peuvent tenir lieu de descriptions longues ou répétées d'une manière fatigante, et qu'enfin, elles suggèrent une idée prompte et nette des indi-

cations thérapeutiques particulières , parfois opposées , que doit remplir, dans chacun de ces cas,
une médecine sage , exempte d'idées préconçues et
systématiques.

§. III.

L'influence morbifique de l'épidémie se répand
sur tous les individus qui vivent dans l'atmosphère
de la ville ou de la contrée ravagée par le fléau ;
elle s'étend même au delà et s'y annonce par des signes précurseurs , pour ainsi dire , tels que ceux
qu'on a désignés sous le nom de cholérine.

Pendant le règne de l'épidémie, il est peu de
santés, même parmi les plus régulières et les plus
fortes, qui n'éprouvent quelque dérangement, soit
par l'effet des souffrances morales , soit par un effet
purement physique. Alors les moindres indispositions, toutes les maladies, en général, empruntent
quelques-uns des caractères de celle qui domine.
On voit aussi les prodromes du Choléra , lesquels
sont communs à beaucoup d'autres maladies , se
manifester chez un grand nombre de personnes
sans conséquence grave , ou s'accompagner d'accidents cholériformes. Cette circonstance, remar-
quée à Saint-Pétersbourg , à Varsovie , etc., a été
très évidente à Paris.

Les moyens thérapeutiques les plus simples, et

surtout la sévérité du régime, suffisent pour dissiper de tels symptômes, qui ne méritent pas d'être confondus avec ceux dont l'ensemble constitue le Choléra. Mais ils devaient attirer un instant notre attention, parce qu'ils se rattachent, quoique très secondairement à notre sujet, et parce que d'ailleurs, ils fournissent une explication plausible de ces prétendues guérisons si nombreuses, si merveilleuses de Choléra, obtenues par telle ou telle médication insignifiante ou ridicule, dont s'enorgueillissent l'ignorance et le charlatanisme.

CHAPITRE TROISIÈME.

DIAGNOSTIC. PROGNOSTIC. RÉFLEXIONS.

§. I.

Le Choléra épidémique asiatique , tel que nous l'avons vu , tel que nous l'avons décrit , ne ressemble qu'à lui-même. Cependant un auteur moderne a prétendu que la fièvre pernicieuse cholérique , certains empoisonnements , ou même le Choléra sporadique intense de nos climats , pouvaient produire des effets assez analogues à ceux de la maladie qui nous occupe, pour embarrasser ou même fausser le diagnostic. Il serait peu rationel , selon nous , d'admettre une telle opinion. Nous pensons que lorsqu'il s'agit, non pas d'accidents cholériformes , de cholérines , etc. , mais bien d'un Choléra franchement développé, le diagnostic ne saurait être long-temps incertain.

§. II.

Le prognostic du Choléra est toujours grave , excepté dans les cas où la maladie, quoique bien caractérisée , est légère , peu intense. Au fort de l'épidémie , soit à son début, soit à son apogée, pendant toute sa marche ascendante , en un mot , le prognostic devient trop souvent sinistre, surtout dans les hôpitaux. Qu'on se rappelle l'épouvantable mortalité qu'offrirent les hôpitaux de Paris durant les dix premiers jours de l'épidémie? N'y avait-il pas là de quoi jeter l'effroi et le découragement parmi tous ceux qui prodiguaient leurs soins à tant de victimes ! La fermeté stoïque des médecins soutint , ranima tous les courages , parvint à maintenir la régularité dans les services. Témoins de cette noble conduite , nous adressons à nos collègues de Paris, dont plusieurs sont nos maîtres et nos amis , non pas de vulgaires éloges, mais le tribut de notre admiration (1).

Aussitôt que l'épidémie eut perdu sa première férocité, et que la puissance de l'art revint en évidence ; le prognostic ne dut plus être prononcé sous l'influence d'une désespérante fatalité. Alors

---

(1) Le généreux dévoûment des élèves en médecine s'est fait remarquer dans les bureaux de secours comme dans les hôpitaux. Le zèle infatigable des religieuses Hospitalières, dont plusieurs ont aussi succombé en remplissant leur pieux ministère , ne saurait être passé sous silence. C'était un touchant spectacle que de voir tant de marques de bienfaisance et de courage se multiplier et grandir en proportion du malheur.

il se tira rationellement de l'état du malade et des symptômes, qui, devenant chaque jour moins intenses, promettaient des chances nombreuses de succès.

§. III.

Parmi les circonstances qui ont pu contribuer au développement de la maladie, il en est dont l'influence se perpétue pendant son cours, et aggrave les accidents. On doit mettre en première ligne les maladies chroniques préexistantes, l'épuisement des forces par suite de fatigues, de veilles, de la misère, d'excès de table, de l'usage immodéré des plaisirs vénériens; l'ébranlement nerveux par les affections morales, les passions, et notamment la peur de contracter la maladie régnante, l'impression d'effroi causée par la vue des malades ou des morts, etc. : toutes ces dispositions physiques et morales dans lesquelles le Choléra vient surprendre un grand nombre de sujets, rendent le prognostic fâcheux. Il deviendra plus favorable dans les conditions opposées : n'est-il pas évident qu'une organisation primitivement saine et forte, qu'un genre de vie régulier exempt d'excès, que la tranquillité d'esprit, le courage, la volonté ferme de guérir, doivent, toutes choses égales d'ailleurs, augmenter de beaucoup les chances de guérison ?

§. IV.

L'àge, le sexe , les conditions sociales , les tempéraments doivent modifier le prognostic.

Moins sujets que les adultes aux atteintes du Choléra , les enfants fournissent aussi une proportion
de mortalité moindre. Chez ces petits êtres, les
crampes sont médiocres , peu durables , peu douloureuses ; mais la somnolence , le coma prédomi-
nent dès le début, et surtout pendant la période algide. Ce symptôme est alarmant sans doute, mais
pas autant que dans un âge plus avancé. Chez les
enfants , la réaction est d'autant moins rassurante,
qu'elle produit souvent des congestions cérébrales
promptement mortelles. On ne doit pas oublier qu'à
cet âge de la vie, les maladies ont une marche rapide , et qu'une mort très prochaine doit être re-
doutée, quand les symptômes cholériques ne perdent rien de leur intensité , malgré la médication
employée. La plus courte durée de la maladie, pendant notre séjour à Paris , avait été observée sur un
enfant âgé de quatre ans : une heure après l'invasion, les symptômes d'asphyxie s'accrurent tout-à-
coup et devinrent mortels.

Les enfants qui viennent de naître peuvent être
atteints du Choléra. Le prognostic devient très
fâcheux, à cause de l'extrême délicatesse des or-

ganes. Cependant on a vu des enfants âgés de dix jours, de seize jours , qui ont été conservés, quoiqu'ils eussent éprouvé les symptômes du Choléra bien caractérisé et très intense. Le 2 avril, un enfant âgé de cinq jours est mort à l'Hôtel-Dieu, dans la salle de M. Caillard , après six heures de Choléra. Sa mère se portait bien.

Dans le neuvième arrondissement, M. Auguste Bertrand a guéri d'un Choléra spasmodique algide et bleu un enfant âgé de seize jours. La maladie dura trois jours. L'enfant ne reprit le sein qu'après la réaction, accompagnée d'une sueur copieuse. Les vésicatoires et les sinapismes , les potions et les lavements légèrement opiacés avaient été les principaux moyens de traitement.

§. V.

C'est au delà de l'adolescence, parmi les adultes, les personnes d'un âge mûr et les vieillards, que l'épidémie a fait ses plus grands ravages. Les femmes ont été en général beaucoup plus épargnées que les hommes , en ce sens que le fléau les a frappées en moins grand nombre. Mais dans deux arrondissements on a observé que les femmes cholériques avaient présenté des accidents très graves, et fourni une mortalité comparativement plus forte qu'un nombre égal d'hommes.

Les personnes vivant en état de mariage ont offert une mortalité moindre que les célibataires de l'un et de l'autre sexe. Ces résultats sommaires méritent d'être rappelés ici, parce qu'ils éclairent le prognostic.

§. VI.

A Saint-Pétersbourg on avait remarqué que le Choléra respectait en général les femmes livrées aux soins de l'allaitement, et celles qui étaient enceintes ; à Paris, le nombre des femmes enceintes cholériques n'a pas été très considérable. Cependant ce serait une erreur de considérer la grossesse comme un préservatif. Chez les femmes enceintes le Choléra parcourt ses périodes comme à l'ordinaire, mais seulement avec plus de lenteur, du moins dans quelques cas. La gestation ne diminue ni n'aggrave sensiblement sa malignité ; mais les spasmes musculaires, la perturbation causée par les efforts du vomissement, le défaut d'hématose, etc., provoquent souvent l'avortement trois ou six jours au plus après l'invasion, comme le prouvent les observations recueillies dans les hôpitaux et dans les maisons particulières. Dans ces cas là, les eaux de l'amnios sont un peu moins abondantes ; l'hémorrhagie, noirâtre, est faible ; le placenta est affaissé et flétri ; le fœtus mort n'offre aucune lésion appréeiable. Après l'avortement plusieurs femmes succombent ; plusieurs guérissent, sans que l'accident, qui vient d'avoir lieu, paraisse exercer une influence notable sur l'issue de la maladie. L'avortement n'est pas le résultat nécessaire du Choléra : nous avons vu deux femmes enceintes, l'une de cinq mois, l'autre de sept, qui étaient convalescentes et dont la gestation n'avait pas été troublée, quoiqu'elles eussent passé près de deux jours dans la période algide et bleue.

Le travail de l'accouchement à terme coïncide-t-il avec l'invasion du Choléra, les crampes cholériques suspendent en général les contractions utérines, l'accouchement est retardé, et souvent l'enfant est expulsé mort, quoiqu'il ait donné jusqu'à ce moment des signes de vie. A la Maternité, M. le docteur Moreau nous montra deux femmes qui étaient dans ce cas. Chez l'une les crampes n'avaient précédé que de quelques heures le travail utérin ; après l'expulsion tardive d'un fœtus mort, le froid et la cyanose s'emparèrent de l'accouchée à un haut degré d'intensité ; puis la réaction s'opéra franchement, et annonça la guérison. Chez l'autre, le Choléra, également très intense, ne débuta que par les évacuations et les vomissements ; les crampes manquèrent (ce qui fut noté comme phénomène extrêmement rare à cette époque croissante de l'épidémie). L'accouchement d'un enfant à terme et mort s'opéra lentement à la fin de la période même de froid ; puis la réaction se fit avec activité , mais avec des symptômes de congestion cérébrale si imminente qu'une saignée copieuse du bras et des applications de sangsues dans les narines furent indispensables pour dissiper cette complication. La guérison fut prompte.

Des nourrices ont été atteintes du Choléra ; toutes celles dont les mamelles se sont conservées distendues par la sécrétion laiteuse, ont été sauvées.

§ VII.

Pendant les premiers jours de l'épidémie , on avait cru que les vieillards succombaient sans exception, que pour eux le prognostic devait toujours être sinistre , puisqu'on n'avait pas d'exemple de convalescents âgés de soixante ans et plus. C'est qu'alors la mort était impitoyable pour tous ; mais nous avons vu des vieillards de l'un et de l'autre sexe en voie de guérison, en pleine convalescence. A l'hôpital Necker , M. le docteur Bricheteau nous fit remarquer trois femmes âgées de soixante-cinq, soixante-huit, soixante-et-onze ans , guéries. Celle qui nous frappa davantage fut Marie Kiinf, âgée de quatre-vingt-quatre ans, dont la guérison était parfaite , bien qu'elle eût eu la maladie fortement caractérisée par les évacuations , les crampes , le froid et la cyanose.

Aux Invalides, **M.** le docteur Pasquier fils nous fit noter plusieurs cas semblables, en nous disant qu'il avait observé depuis le commencement de l'épidémie que ce n'était pas l'âge avancé, mais bien l'intensité des symptômes qui avait causé la mort; que la vieillesse n'apportait pas de chances plus fâcheuses pour le prognostic, ainsi qu'on l'avait pensé de prime abord. Cependant les observations que nous tenons de plusieurs médecins attachés aux bureaux de secours, sembleraient prouver que la vieillesse est en général une circonstance aggravante, et doit, toutes choses égales d'ailleurs, rendre le prognostic au moins plus circonspect.

§. VIII.

Les tempéraments qui sont les plus propres à favoriser le développement du Choléra et qui doivent rendre le prognostic grave, sont ceux à fibre sèche où l'on voit les organes digestifs et le systême hépatique être le siége d'un éréthisme habituel, où le genre nerveux très irritable est facilement mis en jeu, et produit ces caractères ardents ou inquiets incessamment disposés à se fâcher de tout. Les sujets d'un tempérament lymphatico-sanguin sont dans des conditions bien plus favorables. Les hommes d'une stature élevée, d'une constitution forte, athlétique, à fibre compacte, sont plus promptement brisés par le choc impétueux de la maladie, que ceux d'une organisation médiocre et plus souple. Chez ces derniers, il y a comme une sorte d'élasticité de tissu moyennant laquelle leurs organes semblent céder momentanément à la violence de l'attaque, pour réagir ensuite avec efficacité...

§ IX.

Les professions pour lesquelles le fléau s'est montré particulièrement cruel, sont celles des cordonniers, et des portiers qui, pour la plupart, sont cordonniers ; des chiffonniers, des faiseurs de peignes ; de tous ceux qui vivent dans la malpropreté ou la misère, au milieu d'une atmosphère mal renouvelée par défaut de ventilation. En voyant apporter dans les hôpitaux les malheureux cholériques de cette classe, on pouvait prononcer d'avance le sinistre prognostic qui ne tardait pas à se vérifier. Le même sort paraissait s'étendre à la classe des cuisiniers : on se rappelle que parmi les premiers sujets dont la mort a signalé le début de l'épidémie, on comptait un individu de cette profession.

§ X.

Nous avons dit que le prognostic doit s'éclairer par la connaissance de l'état de l'organisme préexistant à l'invasion de la maladie : on conçoit en effet que les chances sont différentes pour des personnes jouissant habituellement d'une bonne santé, ou pour celles qui sont malingres, atteintes d'anciennes affections catarrhales, de gastrite, d'entérite, d'hépatite, de diarrhée prolongée ou de quelque lésion organique dans l'une des trois cavités ; néanmoins on compte encore ici des cas exceptionnels. Ainsi à côté d'hommes primitivement bien portants qui succombent promptement au Choléra, se rencontrent des êtres chétifs, déja malades depuis long-temps, qui échappent à la violence de cette maladie nouvelle, et se retrouvent, après sa disparition, dans le même état qu'auparavant. Il semble que pour eux les accidents cholériques perdent de leur violence : à La Charité, nous avons vu deux phthisiques convalescents du Choléra sans que l'affection tuberculeuse du poumon en parût sensiblement agravée. A l'hôpital des Enfants, une petite fille âgée de sept ans, languissant depuis long-temps par l'effet d'une péritonite chronique avec ascite et phthisie mésentérique, était également convalescente d'un Choléra algide et bleu. Nous pourrions augmenter le nombre de ces citations; celles-ci méritaient d'être faites, parce qu'on avait prétendu que le Choléra respectait les phthisiques, même dans l'atmosphère la plus infectée de l'épidémie.

C'est avec aussi peu de raison qu'on avait cru que

les aliénés , les galeux et les vénériens trouvaient dans leur maladie un préservatif contre le fléau. Nous avons vu des aliénés et des galeux qui en étaient atteints , et lorsque nous visitâmes l'hôpital du Gros-Caillou , sur deux cent dix vénériens , il y en avait quarante qui étaient ou morts ou en traitement du Choléra.

§. XI.

La violence extrême avec laquelle éclate tout-à-coup le Choléra , n'entraîne pas nécessairement un prognostic fâcheux ; le mode d'invasion donne peu de lumières sur les chances de l'issue de la maladie. Combien n'avons-nous pas vu mourir de cholériques qui n'avaient éprouvé que des accidents médiocrement intenses au début, tandis que d'autres , qui avaient été frappés comme d'un coup de foudre, entraient promptement en convalescence! Le cocher de M. le docteur Jadioux , conduisant le cabriolet de son maître et causant très naturellement avec lui, est saisi de crampes soudaines qui lui font lâcher les rênes ; les vomissements et tous les symptômes les plus intenses annoncent l'invasion du Choléra, qu'un très léger dévoîment avait précédé de vingt-quatre heures. La maladie fut des plus fortement caractérisées, et pourtant au bout de cinq jours la convalescence avait lieu. Une large saignée, pratiquée dans la période de réaction, avait dégagé la tête, menacée d'une congestion sanguine.

Un ouvrier, âgé de cinquante ans, fortement constitué, bien portant, éprouve après deux jours d'une légère diarrhée un peu de malaise et de soif pendant la nuit; il se lève pour aller boire un verre d'eau. A peine est-il debout que des crampes violentes dans les mollets lui causent une douleur intolérable, et se répandent dans les autres parties du corps; il tombe sur le pavé de sa chambre, et reçoit une commotion si forte à la tête qu'il perd connaissance. Le lendemain matin, il commençait à la recouvrer quand les voisins le trouvèrent étendu, ayant le visage teint de sang par suite des plaies au nez et au front que sa chute avait faites. On le porte immédiatement à l'hôpital de La Pitié, dans une des salles de M. le docteur Parent du Châtelet. L'état algide et bleu, les vomissements, la diarrhée séreuse avaient lieu de la manière la plus alarmante : eh bien! la guérison fut facilement obtenue à l'aide d'un traitement simple, et d'une saignée lors de la réaction. Nous l'avons vu, huit jours après cette foudroyante invasion; il était guéri, ne conservant de tant de maux que deux petites cicatrices au front et au nez.

Ces invasions brusques et violentes s'observent en général chez les adultes forts et bien musclés; elles font présager que des émissions sanguines seront nécessaires dans la période de réaction; elles les indiquent même au début de la maladie.

Ce qui doit bien plutôt rendre le prognostic grave pendant la maladie, c'est la longue durée des signes morbides qui l'ont précédée. Plus les évacuations diarrhéiques ont été prolongées et répétées avant l'invasion, plus une issue funeste est à craindre. Ceci a été presque sans exception au fort de l'épidémie.

Mais il n'est pas d'un fâcheux augure de voir les évacuations suivre leurs cours, une fois que la maladie est confirmée, pourvu cependant qu'elles ne soient pas excessives, et au point d'épuiser les forces nécessaires à l'accomplissement de la réaction.

On doit désirer que ces déjections diminuent et cessent graduellement; mais leur suppression brusque et spontanée, lors même que les autres symptômes paraîtraient améliorés et que le malade se sentirait mieux, annonce une mort prochaine

L'absence des vomissements et de la diarrhée dans la période d'invasion n'est pas une circonstance rassurante; car ces évacuations, qui ne sont alors que retardées, font explosion avec une intensité plus grande et plus dangereuse dans la période suivante, celle de froid.

L'apparition de la bile dans les matières des vomissements est insignifiante au début de la maladie; mais au déclin de la période algide, elle est d'un bon augure.

§. XII.

Parmi les symptômes caractéristiques de la période de froid, tels que nous les avons décrits, il n'en est aucun (quand ils sont fortement prononcés) qui ne doive rendre le prognostic fâcheux. Cependant les deux signes principaux, la congélation et la cyanose, ne donnent parfois qu'une connaissance bien incertaine de l'issue de la maladie. Nous avons été à même de voir des cholériques dont la peau, inerte, était absolument froide, glacée, dont les extrémités étaient d'un bleu très foncé, et qui, après être restés pendant vingt-quatre ou quarante-huit heures semblables à des cadavres, ont cependant guéri, tandis que d'autres qui ne présentaient cet état algide et bleu que d'une manière médiocre, ont succombé avant ou après la réaction.

Lorsque l'état algide et bleu se déclare avec intensité presque aussitôt après l'invasion du Choléra, cette rapidité dans la marche des symptômes annonce généralement la violence du mal et doit donner les plus grandes craintes ; cependant une issue funeste n'en est pas la conséquence nécessaire.

L'apparition tardive de la période de froid et de cyanose n'améliore pas toujours le prognostic.

La persistance de l'état algide et bleu au delà de quarante-huit heures est mortelle.

Les cholériques algides qui faisaient des efforts pour se soulever et qui retombaient machinalement en arrière, ceux qui cherchaient à se découvrir ou qui se couchaient en travers dans leur lit, ceux qui renversaient la tête ou la laissaient pendante sur une épaule, ont presque tous péri avant ou après la réaction.

Les ecchymoses transversales sur les conjonctives, l'inégale dilatation des pupilles, la sueur froide visqueuse, le teint fortement plombé, les larges vergetures livides sur le corps, annoncent une mort prochaine.

Les hallucinations, le trouble des idées, les réponses embrouillées ou le coma avant la réaction, sont des signes sinistres.

Le hoquet dans la période algide est un signe grave, mais pas beaucoup plus que les autres signes, qui le sont tous.

Les femmes qui, dans le cours d'une maladie, oublient les soins de la pudeur, premier instinct de leur sexe, inspirent par cette aberration un prognostic très grave. Cette remarque n'est pas également applicable aux femmes atteintes du Choléra. On doit se rappeler que les cholériques, surtout dans l'état algide, sont indifférents à leur sort, à leur situation, que chez eux il y a diminution très marquée du *moi*. Aussi voit-on très souvent les femmes cholériques négliger de couvrir leur sein mis à nu par l'acte du vomissement et autres mouvements ; ou bien ne se recouvrir qu'avec lenteur et presque machinalement, sans que l'on doive en inférer un prognostic plus fâcheux.

Les symptômes qui révèlent la souffrance particulière de tel ou tel viscère, pendant la période algide, fournissent en général des instructions pratiques de la plus haute importance. Ils indiquent les accidents dont le malade sera menacé pendant la réaction. Par exemple : l'encéphale, l'estomac, sont-ils pendant la période algide le siége de symptômes prédominants, on est fondé à croire que ces mêmes organes vont être atteints de congestions sanguines ou de phlégmasies lors de la réaction. Il en est de même pour les poumons, le cœur et toutes les parties essentielles à la vie. Ainsi prévenu de la marche que va tenir la réaction, et des accidents qui vont la compliquer, le médecin pourra non seulement les combattre dans leur début avec efficacité, mais encore prévenir leur développement. M. Auguste Bertrand nous à communiqué des observations, recueillies par ses collègues et par lui, qui prouvent que le salut de plusieurs malades au milieu des accidents si brusques, si redoutables de la réaction, n'avait été dû qu'à cette prévision de ces mêmes accidents, fournie par la période algide.

§. XIII.

Le défaut de réaction est mortel ; son excès, ses irrégularités et ses accidents sont très dangereux ; mais ils peuvent être combattus avec chances de réussite.

Nous avons exposé les signes auxquels on reconnaît une bonne et franche réaction. Le signe le plus essentiel est le retour du pouls. Nous avons vu des cholériques chez lesquels la chaleur se rétablissait, une sueur même abondante couvrait le visage, dont la coloration et l'expression calme paparaissaient rassurantes ; mais l'artère radiale restait vide. Eh bien ! cette apparente réaction était trompeuse : peu d'instants après, la sueur devenait froide, les traits s'affaissaient, et le collapsus des forces annonçait la mort ou le passage à l'état typhoïde. M. Thévenin, élève de notre Hôtel-Dieu, qui observait les cholériques à La Pitié, nous a communiqué de nombreuses observations constatant cette forme trompeuse de la réaction.

Après le retour du pouls, on doit noter comme signe essentiel l'apparition de l'urine et de la bile. Si la sécrétion rénale et celle du foie ne se rétablissent pas, on doit concevoir des craintes. Cependant nous avons cité des exemples du retour très tardif de l'urine, puisque chez un malade elle n'a reparu qu'au sixième jour après la réaction. Il en est de même relativement à la bile ; quelquefois la sécrétion se fait attendre un ou plusieurs jours. Mais on a remarqué qu'une fois que le pouls a reparu, le prognostic doit devenir aussi favorable qu'il serait nécessairement sinistre dans le cas contraire. Quant aux autres signes de la réaction, on doit peu s'attacher à examiner leur valeur isolément : c'est de l'état général du malade, c'est de la tendance que montrent les appareils de l'économie à se rapprocher du type physiologique, que l'on doit bien augurer de l'issue de la maladie.

La persistance opiniâtre du hoquet, pendant la réaction, est d'un sinistre présage.

Les évacuations alvines sanguinolentes pendant la réaction sont dangereuses; si le sang y est abondant, c'est signe d'une mort très prochaine.

Mais l'apparition du flux menstruel ou d'hémorrhoïdes fluentes, naguère supprimées, est un signe très rassurant.

§. XIV.

L'état typhoïde succédant directement à la période algide est mortel. Après une réaction incomplète, il est presque toujours mortel.

Quand il dépend d'une gastro-entérite développée pendant la réaction, la guérison peut être quelquefois obtenue.

On a remarqué dans plusieurs arrondissements, et notamment dans le onzième, qu'en général chez les cholériques, la mort arrive (comme l'invasion de la maladie) pendant la nuit ou le matin.

§. XV.

La convalescence ne doit pas inspirer une grande sécurité ; souvent elle n'est que le commencement d'accidents nouveaux qui peuvent être mortels.

Insister sur ce point serait une répétition superflue de ce que nous avons dit en parlant de ce mode de terminaison de la maladie.

§. XVI.

Ces réflexions sur la valeur des signes que fournissent les diverses phases du Choléra, sont tristes sans doute : elles montrent combien le prognostic est mal assuré, dès qu'il veut sortir du cercle étroit et lugubre dans lequel le restreint forcément la gravité des accidents.

Mais nous devons répéter encore que c'est en présence du Choléra spasmodique, algide, bleu, intense, et dans le fort de l'épidémie, que le prognostic est si désespérant. Il devient tout différent quand on doit prononcer sur les chances que comporte le Choléra léger. Cette autre forme de la maladie, essentiellement distincte de celle qui nous occupe, se présente et marche avec des symptômes assez adoucis pour que l'on puisse porter avec assurance un prognostic favorable dès le début, et voir le terme de la maladie aux premières apparences de la réaction. Il est vrai, néanmoins, que chez certains sujets atteints de choléra léger, la réaction a été suivie d'une convalescence lente, pénible, et entravée par des accidents abdominaux auxquels on était loin de s'attendre. Cette sorte de disproportion, entre le peu de gravité de la maladie et la longueur d'une convalescence difficile, ne s'est rencontrée que parmi les individus irritables, tourmentés par des peines morales, ou affaiblis par des fatigues physiques. Elle dépendait plutôt de l'état de l'organisme que de l'influence de la maladie.

CHAPITRE QUATRIÈME.

LÉSIONS CADAVÉRIQUES.

Les lésions des organes sont loin d'être en rapport avec les graves accidents de la maladie. Plus elle a été terrible par la rapidité de sa marche, moins on découvre de désordres anatomiques. La violente perturbation qui a donné la mort s'est passée tout entière dans l'appareil nerveux, et n'a point laissé de traces appréciables dans les tissus des viscères. Les recherches nécroscopiques, faites sur les corps des cholériques dont la maladie a duré un ou plusieurs jours, peuvent être résumées de la manière suivante :

Habitude du corps. La rigidité des membres est remarquable; des vergetures livides sont irrégulièrement répandues sur toute la peau; les lèvres et les joues sont bleuâtres ou livides, les yeux entr'ouverts; les extrémités bleuâtres. Quoique la face et l'état général du corps offrent le même aspect que chez les malades dans la période algide, on ressent à la vue des cholériques une impression beaucoup plus pénible qu'en présence des cadavres.

Tête et colonne vertébrale. Enveloppes du cerveau saines ; accumulation d'un sang noir et liquide dans les sinus de la méninge extérieure, ainsi que dans le systême veineux qui rampe à la surface du cerveau. Légère injection de la substance cérébrale ; coupée par tranches , elle paraît un peu sablée. Dans les ventricules , sérosité blanchâtre , quelquefois d'une teinte rosée, dont la quantité varie de deux gros à une once. La substance blanche et grise du cerveau et de la moelle épinière, sont constamment d'une couleur et d'une consistance normales. Les membranes rachidiennes laissent échapper une sérosité limpide, peu abondante. Nous vîmes au Val-de-Grace une moelle épinière qui devait offrir d'autant plus d'intérêt qu'elle appartenait au cadavre d'un jeune soldat, mort après des crampes très fortes. Mise à nu par M. le docteur Begin, toute cette substance médullaire était saine.

Poitrine. Poumons sains , crépitants. Quand on presse entre les doigts leur parenchyme , après l'avoir coupé , on voit un liquide séro muqueux jaunâtre , assez abondant, sortir des orifices des bronches. Les veines pulmonaires sont gorgées d'un sang noir. Le cœur est dans l'état normal. Le ventricule droit et les deux oreillettes contiennent une assez grande quantité de sang noir ; les oreillettes en sont souvent distendues ; le ventricule gauche est vide. Nous nous sommes assurés que le sang n'est point acide, ainsi qu'on l'avait prétendu.

Abdomen. On trouve rarement l'estomac dans un état de vacuité; quelquefois il est très distendu par une énorme quantité de liquide provenant des boissons et de la sécrétion séromuqueuse. Cette accumulation de liquide peut se rencontrer dans l'estomac d'un cholérique mort peu de temps après les vomissements, parce que l'estomac n'a rejeté qu'une partie des liquides, par une sorte de regorgement. Mais nous rappelons ici que d'ordinaire les vomissements ont cessé plusieurs heures avant la mort.

La surface interne de l'estomac paraît plus ou moins rose ou injectée, principalement au grand cul-de-sac; ses rides sont quelquefois grosses et saillantes. La membrane muqueuse gastrique est plus ou moins épaisse, quelquefois ramollie; alors la traction n'obtient point de lambeaux; mais nous avons vu des lambeaux de six à huit lignes facilement produits sur toute la surface interne d'un estomac, qui cependant était fortement injecté et d'un rouge cerise. M. le docteur Louis, qui faisait lui-même cet examen nécroscopique, avec son habileté connue, nous exprima son doute relativement à l'état inflammatoire préexistant, et le motiva sur ce que l'injection considérable appartenait, dans ce cas, aux vaisseaux capillaires sous-jacents à la membrane; celle-ci, qui fournissait si facilement de longs lambeaux, avait-elle été le siége d'une inflammation?

La membrane extérieure péritonéale des intestins est presque toujours injectée çà et là, principalement dans l'extrémité de l'iléum qui se réunit au cœcum. Le colon transverse et le descendant sont contractés et diminués de volume. M. le docteur Pasquier fixa notre attention sur cette disposition du gros intestin, ainsi que sur les arborisations extérieures des intestins grèles qui lui avaient paru constantes.

En examinant la membrane intérieure du tube intestinal, depuis le pylore jusqu'à l'anus, on la trouve tapissée d'un liquide séromuqueux, crémeux, d'un blanc sale, d'une teinte jaunâtre, d'une consistance variable, d'un aspect floconneux; cette mucosité visqueuse est plus épaisse et plus abondante vers la fin des intestins grèles et dans les gros intestins. On ne rencontre point, même dans le duodénum, de liquide vert teint par la bile, ni de bile. C'est ce qu'on observe en général; mais elle est quelquefois répandue en quantité assez considérable dans les intestins grèles des sujets qui étaient gros mangeurs, habitués à stimuler leurs organes digestifs par les boissons spiritueuses. Les plis de la membrane muqueuse intestinale sont plus ou moins saillants. L'injection de cette membrane et du tissu sous-jacent est variable, quelquefois presque nulle. Sur deux cadavres ouverts au Val-de-Grace, M. le professeur Broussais nous fit remarquer l'injection de l'iléum; il ajouta que c'étaient bien là les traces d'une gastro-entérite, qu'elles existaient toujours dans les cadavres des cholériques ; que plus la maladie avait eu de durée, plus elles étaient prononcées, que la couleur de la membrane interne des intestins variait du rose au rouge, suivant que les évacuations alvines avaient été fortes ou faibles ; que dans le premier cas ce tissu muqueux était rose, et que dans le second il était rouge.

Cependant d'autres cadavres de cholériques examinés à La Pitié, à l'Hôtel-Dieu, etc. , ne nous ont présenté que des signes équivoques de la phlogose gastro-intestinale. Ce que l'on rencontre presque constamment, ce sont les plaques de Peyer bien caractérisées, et les follicules de Brunner, gonflés, quelquefois rouges, injectés.

Le foie est sain, ainsi que les conduits biliaires. La vésicule du fiel est presque toujours distendue par une énorme quantité de bile d'un vert noir, très épaisse et très visqueuse.

La veine porte est gorgée d'un sang noir. La veine cave inférieure est souvent vide.

La rate et le pancréas sont dans l'état normal. Chez quelques sujets la rate est ramollie et contient une assez grande quantité de sang.

Le tissu des reins est ferme; il contient un sang noir en quantité variable, quelquefois très abondant. Les bassinets contiennent une mucosité blanchâtre.

La vessie contractée, dure, plissée, réduite au plus petit volume possible, collée derrière l'arcade pubienne, est constamment vide. Au lieu d'urine, elle renferme assez ordinairement un peu de mucosité blanchâtre.

Les artères des membres sont vides.

Voilà tout ce que nous apprend l'anatomie pathologique. Peut-on espérer qu'elle répande jamais quelque lumière sur la cause d'une maladie aussi mystérieuse que la vie elle-même?

Parmi ces résultats des autopsies cadavériques, quelques-uns, tels que la vacuité de la vessie et des artères des membres, la plénitude de la vésicule biliaire, la contraction des gros intestins, la couleur noire du sang, sont constants. Les autres sont infiniment variables, et encore leur présence est-elle diversement interprétée, tant les traces cadavériques de l'inflammation sont équivoques, même aux yeux les plus exercés! A l'exception de M. le professeur Broussais, dont l'autorité est assurément d'un grand poids, les médecins des hôpitaux de Paris se sont généralement accordés sur ce point, qu'ils ne trouvaient dans les cadavres des cholériques que des altérations rares, variables, d'un caractère douteux, et tout-à-fait insuffisantes pour expliquer la nature de la maladie et la cause de la mort.

Nous n'avons pas parlé de la prétendue altération du ganglion sémi-lunaire, qui nous a toujours paru dans l'état normal; l'erreur commise à ce sujet par M. le professeur Delpech ayant été démontrée, dès le début de l'épidémie, par MM. Magendie, Bouillaud et par tous les médecins, en un mot, qui ont fait des ouvertures de cadavres.

Dans la séance de l'Académie royale de Médecine du 2 mai, M. Bégin a signalé un fait remarquable et dont on n'avait pas connaissance pendant que nous fréquentions les hôpitaux et les amphithéâtres de la capitale : c'est l'injection générale du système osseux, dont le tissu se trouve teint en rouge-brun. Ce phénomène pourrait-il contribuer à expliquer la diminution singulière, le retrait à l'intérieur de la masse sanguine, qui ne reparaît dans ses proportions normales qu'à l'époque de la réaction ?

PAR M. BOTTEX.

TRAITEMENT.

CONSIDÉRATIONS GÉNÉRALES.

Le traitement du Choléra-Morbus est prophylactique ou curatif.

Les mesures prophylactiques adoptées à Paris ayant été indiquées dans la première partie de notre travail, nous n'y reviendrons pas ici. Il nous resterait à parler des précautions que doit prendre chaque individu pour être le moins possible prédisposé à contracter le Choléra ; mais cette partie importante du traitement ayant été décrite dans les instructions sanitaires qui ont été publiées sous les auspices de l'Administration , nous ne croyons pas devoir nous en occuper. Seulement nous dirons, d'une manière générale , que le traitement préservatif consiste à se conformer aux lois de l'hygiène , lesquelles peuvent se résumer en trois mots , comme l'a fort judicieusement observé le docteur Scoutetten : *sobriété*, *propreté*, et *fermeté d'esprit*.

Ainsi donc, nous ne parlerons que du traitement curatif, soit des prodromes, soit de la maladie déclarée, en suivant l'ordre dans lequel ont été décrits les divers symptômes qui caractérisent chacune de ses périodes.

Dans l'état actuel de la science, les médecins judicieux ne considèrent pas les maladies comme des entités; les symptômes qui les constituent, sont à leurs yeux, le résultat de la lésion d'un ou de plusieurs organes, quelle que soit la cause ou la nature de cette lésion. Nous ne devons donc pas nous arrêter à la réfutation de cette idée si généralement répandue, et pourtant si peu rationelle, qu'il doit y avoir un spécifique contre toutes les maladies, et par conséquent qu'il y en a un contre le Choléra, mais qu'il n'a pas encore été découvert, malgré les travaux des plus illustres praticiens.

Il est au contraire assez généralement admis de nos jours, qu'il n'y a pas de véritable spécifique, que le quinquina lui-même, dont l'efficacité est si bien constatée dans les affections intermittentes, qui agit évidemment contre la périodicité, sans qu'on puisse se rendre compte de son mode d'action, n'est pas à proprement parler un spécifique, puisqu'il ne guérit pas toujours ; en effet, ce précieux médicament est administré sans succès dans beaucoup de fièvres intermittentes pernicieuses, par cela seul qu'elles sont trop intenses.

Puisqu'il n'y a pas de spécifique contre la terrible maladie qui nous occupe, puisqu'il n'est pas en notre pouvoir de neutraliser dans l'atmosphère la cause inconnue sous l'influence de laquelle elle se développe et se propage, c'est-à-dire le principe délétère insaisissable qui altère d'une manière si prompte et si profonde les sources de la vie ; il ne reste plus à l'homme de l'art, qu'à opposer une médecine rationnelle aux divers symptômes par lesquels il signale sa funeste influence.

Dans toutes les épidémies cholériques qui ont éclaté au sein des grandes populations, la mortalité a été en général si considérable pendant la période d'accroissement, elle a surtout été si effrayante à Paris ; que nous entendions toutes les personnes étrangères à la médecine, et la plupart des médecins eux-mêmes, gémir sur l'impuissance de l'art contre cette maladie désastreuse.

Sans doute cette inefficacité du traitement le plus actif et le plus méthodiquement administré est déplorable ; mais elle est dans la nature des choses, et ne doit pas nous surprendre, puisque nous voyons chaque jour les maladies graves résister aux moyens les plus rationels. Or, tous ceux qui ont observé le Choléra, sont convaincus qu'il n'est aucune maladie dont la marche soit plus rapide et plus promptement funeste ; il n'est donc pas surprenant qu'on ne puisse rappeler à la vie des malheureux qui, en quelques heures, sont *cadavérisés* par un empoisonnement miasmatique ; car, ainsi que l'a dit avec raison M. Magendie, *cette maladie commence comme les autres finissent.*

D'ailleurs la médecine est bien loin d'être impuissante , alors même que le Choléra est dans toute sa violence, on guérit un assez grand nombre de malades qui abandonnés à eux-mêmes seraient voués à une mort certaine; il est démontré en effet, que tous ceux qui ne peuvent recevoir les secours de l'art, succombent; la médecine ne mérite donc pas les reproches qu'on lui a adressés.

Pénétrés de ces idées, nous avons pensé que pour nous acquitter avec conscience et utilité de la mission honorable qui nous était confiée , nous devions parcourir tous les hôpitaux , suivre auprès des malades les praticiens les plus célèbres de la capitale, profiter de leurs lumières et de leur expérience, observer les effets des traitements auxquels ils avaient recours , les comparer entre eux , signaler les moyens qui ont généralement paru nuisibles , et préconiser ceux dont l'utilité a été reconnue.

Avant d'entrer dans les détails pratiques , nous croyons devoir faire l'observation suivante : Des médications différentes, il est vrai, ont été employées aux diverses périodes de la maladie ; il n'en résulte pas, ainsi qu'on le croit généralement, que les opinions des médecins soient tout-à-fait opposées, mais seulement qu'ils ont tenté d'arriver au même but par des voies différentes.

Ainsi, tous, au début de la maladie, s'efforcent d'arrêter ou du moins de modérer la diarrhée, les vomissements et les crampes ; puis de ranimer la circulation et de réchauffer les malades, afin de déterminer la réaction, qu'il s'agit ensuite de régulariser ; enfin, dans la période de prostration, tous cherchent à soutenir les forces des malades. Or, pour remplir ces indications, ils ont recours à des moyens divers ; mais dans toutes les maladies ne voit-on pas les médecins obtenir la guérison par des traitements différents, ayant seulement entre eux plus ou moins d'analogie ?

Nous allons faire connaître les moyens qui ont été employés par les praticiens avec lesquels nous avons eu l'avantage de nous trouver en rapport, et nous terminerons ce travail par un résumé indicatif de ceux qui ont été le plus généralement utiles.

TRAITEMENT DES PRODROMES.

Nous avons dit que l'invasion du Choléra était presque toujours précédée, du moins dans l'épidémie de Paris, d'une diarrhée dont la durée était variable ; quelquefois de douleurs plus ou moins vives dans un point de la région abdominale, de vertiges, de malaise, etc. Ces symptômes précurseurs, dont on a voulu faire une affection distincte du Choléra sous le nom de *Cholérine*, surviennent quelquefois sans cause connue; d'autres fois ils sont la conséquence d'une suppression de transpiration ou d'un écart de régime. Quoi qu'il en soit, ils méritent dans tous les cas de fixer sérieusement l'attention, parce qu'on peut le plus souvent les combattre avec succès, tandis que, s'ils sont négligés, le Choléra ne tarde pas à se développer.

Cette diarrhée, qui, suivant les médecins de Paris, était un symptôme précurseur presque constant, et qui, d'après le professeur Broussais, s'observait quatre-vingt-dix-neuf fois sur cent, était combattue avec succès par la diète, l'eau de riz, l'eau de gomme; les infusions théiformes, de mélisse, de tilleul avec addition de quelques gouttes de laudanam; par les demi-lavements de son, d'amidon contenant aussi douze ou quinze gouttes de cette préparation opiacée, laquelle était surtout indiquée, lorsqu'il existait des douleurs abdominales; alors on appliquait aussi sur le ventre des cataplasmes de farine de lin laudanisés.

Lorsqu'il y avait des vertiges, si le sujet était pléthorique, une saignée de bras était pratiquée, puis des sangsues étaient appliquées derrière les oreilles ou à l'anus, suivant les indications subséquentes; le malade gardait le lit, et l'on recommandait d'entretenir une légère transpiration; les bains tièdes pris avec les précautions convenables étaient aussi recommandés. Dans le plus grand nombre des cas, à l'aide de ce traitement, les symptômes précurseurs ne tardaient pas à se dissiper; s'ils persistaient, bientôt le malade éprouvait des nausées, puis survenaient des vomissements plus ou moins violents, des déjections alvines blanchâtres et des crampes douloureuses; le Choléra alors existait, et il n'y avait plus un moment à perdre.

MALADIE CONFIRMÉE.

TRAITEMENT DE LA PREMIÈRE PÉRIODE.

Nous allons parler successivement des divers moyens que nous avons vu employer contre le Choléra; quelques-uns d'entr'eux peuvent convenir à diverses périodes de la maladie, tels que les saignées, l'opium, les excitants externes et internes, la glace, l'ipécacuanha, la poudre de charbon, etc. Nous serons nécessairement entraînés à des répétitions qui pourront paraître fastidieuses, mais que nous croyons utiles pour donner une idée exacte de l'ensemble du traitement.

Évacuations sanguines. — Si les médecins n'avaient eu égard qu'aux symptômes principaux du Choléra, qui presque tous indiquent une grande diminution dans les forces vitales, ils n'auraient probablement jamais eu recours à la saignée, si ce n'est pendant la période de réaction, qui est caractérisée par des signes évidents d'excitation partielle ou générale. Cependant l'expérience a prouvé que les évacuations sanguines étaient d'une grande utilité, non seulement à cette époque de la maladie, mais surtout à son début, et quelquefois encore dans la période de prostration, ainsi que nous l'indiquerons plus tard.

Ce n'est pas seulement pendant l'épidémie de Paris, que l'utilité des évacuations sanguines a été reconnue; elles ont été préconisées par la plupart des médecins qui ont observé le Choléra, soit en Asie, soit en Europe, même par les Anglais, qu'on a accusés assez généralement d'avoir, comme sectateurs des idées de Brown, adopté dans l'Inde une médecine incendiaire. En effet, aucun auteur, suivant nous, n'a rapporté un plus grand nombre de faits favorables à l'emploi de la saignée dans le Choléra, n'a mieux fait ressortir ses avantages, n'a expliqué d'une manière plus satisfaisante son mode d'action, que William Scott dans son excellent Traité du Choléra-Morbus de l'Inde.

Il est utile de tirer du sang, non seulement pendant la première période, mais encore lorsqu'il y a un commencement de cyanose, sans doute alors parce qu'en enlevant une partie du sang, qui déja

est noirâtre, non hématosé, et stagnant dans le systême veineux, on favorise l'action des divers moyens
propres à ranimer les mouvements du cœur.

Si le sujet était fort et pléthorique, assez ordinairement, au début de la maladie, ou au commencement de la seconde période, on pratiquait une
ou deux saignées de bras; mais souvent, surtout
dans le second cas, il s'écoulait peu ou même
point de sang; pour en obtenir, on a eu recours à
divers moyens.

A l'hôpital Saint-Louis, un malade déja atteint
de cyanose avait été saigné au bras; le sang ne
coulant pas, le bras fut placé dans de l'eau chaude;
ce moyen n'étant pas suffisant, le malade fut
mis dans un grand bain : le sang sortit alors en
abondance; un mieux sensible en fut la suite,
et la convalescence se prononça bientôt. Nous
tenons de M. le docteur Pasquier fils, que, dans
les infirmeries de l'hôtel des Invalides, on s'est
bien trouvé, pour obtenir du sang après la saignée,
de l'emploi de la douche d'eau chaude sous l'ais-
selle gauche, puis sur la région du cœur. M. le
docteur Marc nous a dit avoir employé plusieurs
fois aussi la douche sur les mêmes parties et avec
succès, dans l'infirmerie de la maison du Roi.

Le professeur Broussais emploie assez rarement
la saignée par la lancette; il fait appliquer trente à
quarante sangsues sur le creux de l'estomac, lorsque

les vomissements sont violents et la région épigastrique douloureuse; il les fait placer à l'hypogastre, si l'irritation a principalement son siége dans la muqueuse de l'intestin grèle, ce qui est indiqué par une sorte de *pâtosité* de l'abdomen; enfin il les fait mettre à l'anus, si la diarrhée prédomine, et surtout s'il y a des tranchées, parce que c'est alors la muqueuse du gros intestin qui est principalement affectée.

Il est important de remarquer qu'on peut, sans inconvénient, appliquer un très grand nombre de sangsues, parce qu'il ne s'écoule qu'une petite quantité de sang. Aussi M. Broussais envoyait-il presque toujours les malades au bain, après la chute des sangsues, soit pour les réchauffer, soit surtout pour obtenir une évacuation sanguine plus considérable.

Lorsque les veines ne fournissaient pas de sang, on a essayé l'artériotomie sans succès. M. Bonnet, dans le service de M. Récamier, a ouvert deux fois l'artère radiale en travers sans que le sang ait coulé. MM. Magendie et Gendrin, aussi à l'Hôtel-Dieu de Paris, ont fait pratiquer l'ouverture de l'artère temporale, ils ont obtenu quelques cuillerées d'un sang rosé peu fluide, qui sortait en bavant comme si c'eût été d'un tronc veineux. M. Bégin a ouvert l'artère épigastrique sans en obtenir un résultat plus satisfaisant. A une époque avancée de la période algide, les troncs artériels les plus considérables contiennent peu de sang, puisque, à Berlin, des chirurgiens ont pratiqué l'ouverture de la brachiale, de la crurale, et même de la carotide primitive, sans qu'il en soit résulté aucune hémorrhagie. D'après de pareils faits, il est probable qu'on s'abstiendra à l'avenir de tenter l'artériotomie, même dans les cas les plus graves.

Pour terminer ce qui est relatif aux saignées, nous devons dire qu'au début de la maladie, et pendant la période de réaction, presque tous les médecins y avaient recours toutes les fois que les forces du malade le permettaient, mais qu'ils s'en abstenaient chez les sujets très faibles, chez ceux qui avaient été épuisés par des maladies antérieures et chez les vieillards.

Ventouses scarifiées. — Quelques praticiens avaient pensé qu'on pourrait, à l'aide des ventouses scarifiées, remplir deux indications à la fois : évacuer une certaine quantité de sang, et déterminer une irritation révulsive. Elles ont été employées dans les infirmeries de l'hôtel des Invalides et à l'Hôtel-Dieu par M. le professeur Dupuytren, qui les faisait appliquer sur le creux de l'estomac et à la base de la poitrine ; mais on y a renoncé, parce qu'elles fournissent trop peu de sang, et que l'irritation qu'elles déterminent est trop peu forte.

Opium. — Aucun médicament n'a été plus généralement employé contre le Choléra que l'opium, soit en Asie , soit en Europe , et cela non seulement au début de la maladie, mais encore pendant toute sa durée. Plusieurs médecins de la capitale , pendant les premiers jours de l'épidémie , ont prescrit ce médicament à hautes doses, dans la persuasion que seul il pouvait calmer la violence des symptômes , tels que les vomissements spasmodiques, la diarrhée avec tranchées, et les crampes souvent si douloureuses , qu'elles arrachent des cris aux malades. Bientôt on a reconnu qu'il avait déterminé souvent le narcotisme et quelquefois même un véritable empoisonnement; dès lors on l'a prescrit avec beaucoup plus de circonspection, mais il n'a point été abandonné.

Il paraîtrait, d'après les observatiens de William Scott et de quelques autres médecins anglais , que les préparations opiacées ont pu être administrées dans l'Inde, à hautes doses, aux naturels du pays, et cela sans danger, tandis qu'il n'en était pas ainsi pour les Européens. MM. Sandras et Girardin, qui sont allés étudier le Choléra en Russie et en Pologne, ont remarqué aussi qu'on avait été obligé, dans le nord de l'Europe , de renoncer à l'opium à doses élevées; tandis qu'en Asie ce mode d'administration avait été généralement utile. Ces résultats différents ne paraîtront pas étonnants, si l'on considère que les Orientaux étant habitués à l'action de l'opium, dans l'état de santé, doivent en supporter, sans danger, des doses plus fortes lorsqu'ils sont malades.

Assez généralement les médecins de Paris administraient, pendant la première période, cinq à dix gouttes de laudanum dans une potion, ou simplement le sirop diacode ou de karabé, à la dose d'une once, si les vomissements étaient violents; vingt à trente gouttes de laudanum étaient données en lavement, si la diarrhée était forte et s'il y avait des tranchées douloureuses.

On voit que la plupart des praticiens ont fait usage de l'opium, mais à doses légères; cependant quelques-uns n'y ont pas eu recours : tel est, par exemple M. le docteur Magendie, qui pense que son emploi n'est jamais sans quelque danger. Ce physiologiste célèbre a cherché à se rendre compte de la fréquence des accidents occasionés par l'opium, dans le Choléra, et il nous en a donné l'explication suivante, qui nous a paru satisfaisante :

Lorsque ce médicament est porté sur la muqueuse digestive pendant la première ou la seconde période, lesquelles se rapprochent et se confondent souvent, du moins en partie, cette membrane se trouve dans un état plus ou moins complet d'inertie; il n'est point alors absorbé. On peut en donner ainsi des doses considérables sans produire aucun effet; mais lorsque la période algide cesse, au moment où la réaction commence, les bouches absorbantes ouvertes à la surface de la muqueuse gastrique reprennent leur activité; l'opium, resté là comme en dépôt, se trouve brusquement absorbé et porté en totalité dans le torrent de la circulation. D'après cette explication, il nous semble qu'on serait beaucoup moins exposé à voir l'opium déterminer des accidents, au moment de la réaction, si on l'administrait en pilule ou sous une forme solide quelconque, parce qu'il ne serait pas absorbé aussi promptement que lorsqu'il est donné à l'état liquide.

Quoi qu'il en soit de ces idées théoriques, les faits ont prouvé que les préparations opiacées ne devaient être employées qu'avec beaucoup de prudence. Nous insistons sur ce point de pratique, parce que nous nous estimerions heureux, si les observations que nous avons recueillies sur le vaste théâtre où nous avons étudié le Choléra, pouvaient épargner à nos confrères les regrets d'avoir eu recours, dans une épidémie déja si meurtrière par elle-même, à un mode de traitement qui serait plus tard reconnu nuisible.

Glaces, Boissons glacées. — Pendant la première période, et surtout à l'époque des vomissements, les malades sont tourmentés par une soif ardente, et s'ils satisfont ce désir, s'ils boivent en abondance, les vomissements deviennent plus violents et se prolongent pendant un temps beaucoup plus long. Aussi la plupart des praticiens ont-ils recommandé de ne leur accorder alors que quelques gorgées d'une limonade à la glace et quelques cuillerées d'une potion opiacée, ou encore des tranches d'orange pour tromper ce désir immodéré de boissons froides et acides ; mais la glace est le moyen auquel on a eu le plus généralement recours : les cholériques la prennent avec un plaisir extrême, ainsi que nous avons pu tous en convaincre en parcourant les salles de M. Broussais au Val-de-Grace.

Strychnine.—M. Grimaud, d'Angers, et M. Potton, chargés d'une partie du service à l'ambulance de Saint-Sulpice, ont employé avec succès, pour calmer les vomissements, la strychnine à la dose d'un quart de grain ou d'un demi-grain dans trois onces d'eau distillée, une cuillerée à bouche toutes les heures.

Ipécacuanha. — Après les évacuations sanguines, lorsque le Choléra ne se présente pas sous la forme dite inflammatoire, si la langue est saburrale, et s'il y a des symptômes bilieux, M. Biett à l'hôpital Saint-Louis, M. Bricheteau à l'hôpital Necker, et plusieurs autres médecins ont administré l'ipécacuanha, qui avait été employé à Vienne avec le plus grand succès. Nous l'avons vu donné à l'Hôtel-Dieu de Paris, par M. Husson, à une in-

firmière, qui fut prise sous nos yeux de vomissements violents et de crampes douloureuses dans les
mollets et autour de la base de la poitrine. Il paraît
qu'on a eu à s'en louer, surtout depuis que l'épidémie a atteint sa période décroissante; ainsi MM. Du-
méril, Alibert, Velpeau, qui l'on souvent prescrit
à la dose de douze grains à un scrupule, toutes les
deux heures, ont remarqué qu'il diminuait les vomissements et la diarrhée, et qu'il contribuait puis-
samment par son action diaphorétique à déterminer
la réaction. Suivant M. Bricheteau, il développe la
chaleur animale sans augmenter les évacuations ;
il paraît avoir dans le Choléra la même action que
dans les dyssenterie épidémiques.

Parmi les femmes entrées à l'hôpital Saint-
Louis, dans la journée du 9 et celle du 10 avril (époque de la plus grande violence du Choléra), et
soumises à cette médication par M. Alibert, peu
ont succombé.

Sulfate de soude. — Le sulfate de soude a été
préconisé par quelques médecins : MM. Récamier et Trousseau l'ont souvent administré à l'Hôtel-Dieu de Paris. Ils donnaient une dissolution
de ce sel saturée à froid, par cuillerée à bouche
tous les quarts d'heures. Il a paru modérer les vomissements, changer la nature blanchâtre des selles,
et les rapprocher de leur état naturel en rappelant
la sécrétion biliaire.

Poudre de charbon.—Le moyen le plus convenable pour modifier la nature des selles et ramener la teinte bilieuse, qui est toujours d'un bon augure, paraît être la poudre de charbon. Elle a d'abord été employée à l'hôpital Saint-Louis, par M. Biett, et ensuite par plusieurs médecins des divers hôpitaux de Paris. Nous avons vu M. Bricheteau la donner à plusieurs malades à l'hôpital Necker ; déja à cette époque, il en avait constaté les heureux effets. Le charbon administré, à la dose de quinze à vingt grains toutes les heures, s'il n'est pas rejeté par le vomissement, détermine au bout de quatre à cinq heures un commencement de sécrétion biliaire; ce qui est indiqué par un cercle jaune qui entoure les évacuations alvines, noircies par cette substance ; plus tard, si elle continue d'être tolérée, la sécrétion urinaire commence aussi à se rétablir. Nous avons pu constater ces résultats à l'hôpital Saint-Louis, grace à l'obligeance de M. Bahier, élève de M. Biett.

Calomélas. — Le prot chlorure de mercure tant préconisé par quelques médecins anglais, et qui a été si souvent prescrit en Asie et dans le nord de l'Europe, soit seul, soit uni à l'opium, a été très rarement donné pendant l'épidémie de Paris. M. Biett, après l'avoir administré quelquefois sans succès, y a promptement renoncé. M. Sandras rapporte qu'à Varsovie, la pratique des médecins qui conseillaient le calomélas à hautes doses, avait été des plus meurtrières, entre autres celle du docteur Séarle.

Quinquina. — Dans les premiers jours d'avril, lorsque l'épidémie était dans toute sa violence, M. le professeur Alibert, trouvant qu'il y avait de l'analogie entre le Choléra et certaines fièvres pernicieuses, crut devoir le traiter suivant la méthode adoptée par Torti, dans ce genre de maladie, c'est-à-dire par le quinquina. Il faisait prendre toutes les heures une pilule avec un grain de sulfate de quinine; pour boisson, toutes les demi-heures un petit verre d'une décoction légère de quinquina alternée avec de la limonade tartarique, et deux fois par jour un lavement de quinquina avec un gros de camphre. Plus tard M. Alibert a modifié ce traitement, et il a fait précéder le quinquina de l'ipécacuanha administré de la manière que nous avons indiquée plus haut.

Cependant nous devons dire que M. Bailly, à l'Hôtel-Dieu, et quelques autres médecins, après avoir fait usage du sulfate de quiquine, sur un assez grand nombre de malades, ont cru devoir y renoncer, n'en ayant obtenu aucun avantage. Suivant M. Girardin, ce médicament, après avoir été assez généralement employé en Russie, avait été totalement abandonné. M. Sandras dit positivement qu'il ne l'a jamais vu produire des effets avantageux, et il ajoute que le docteur Fiedler , médecin de l'hôpital des cholériques à Modlin , avait cessé de s'en servir, à la suite de nombreux revers.

Ratanhia. — Pour modérer la diarrhée, le professeur Dupuytren a employé des lavements et des potions dans lesquels entraient l'extrait de ratanhia et l'acétate de plomb; ensuite, ainsi que la plupart des praticiens, il a renoncé aux astringents, dont il n'avait pas eu à se louer.

Cependant le docteur Blandin assure que l'extrait de ratanhia lui a toujours réussi pour arrêter les diarrhées, même les plus rebelles; il agit, suivant ce médecin, sans irriter les muqueuses gastriques. M. Rayer administre aussi très souvent l'extrait de ratanhia en lavement, et dit l'avoir toujours fait avec succès.

Poudre de Dower. — La poudre de Dower a été préconisée par un certain nombre de praticiens de la capitale. On sait qu'elle était très fréquemment prescrite par les médecins allemands, pendant l'épidémie cholérique de Vienne. Le docteur Gorracuchi, qui a observé le Choléra-Morbus dans cette ville et en Hongrie, a dit à l'un de nous : qu'un chirurgien-major d'un régiment hongrois avait sauvé, à l'aide de cette poudre, un si grand nombre de malades , que ses succès avaient fixé l'attention du gouvernement, qui lui a décerné une récompense.

Sans nier l'efficacité de la poudre de Dower, nous croyons qu'il est très important de faire observer que tel médicament a été vanté comme un spécifique, ou rejeté comme tout-à-fait impuissant, suivant l'époque de l'épidémie à laquelle il a été administré. Ainsi, pendant la période d'accroissement, dans une épidémie violente, beaucoup de malades arrivant en quelques heures à un état tout-à-fait incurable, aucune médication ne réussit ; dans la période décroissante, au contraire, les symptômes étant beaucoup moins violents et la marche de la maladie moins rapide, les médicaments alors deviennent plus efficaces, et sont presque toujours employés avec succès.

Potion de Rivière. — M. Serres, à l'hôpital de La Pitié, et plusieurs autres médecins ont eu recours avec avantage, pour calmer les vomissements, à la potion antiémétique de Rivière elle-même, ou à une potion analogue.

Frictions avec un liniment opiacé, ammoniacal, avec l'extrait de belladone pur, avec de la glace. — Pour calmer les crampes douloureuses, qui sont un des symptômes les plus constants et les plus caractéristiques du Choléra, on a eu recours à un grand nombre de moyens : les frictions avec une flanelle sèche ou imbibée simplement d'huile camphrée, d'un mélange d'une substance volatile, l'ammoniaque, l'éther sulfurique avec ad-

dition d'huile de morphine , de jusquiame , etc.
M. le docteur Bricheteau a fait pratiquer sur les
membres douloureux des frictions avec l'extrait
de belladone pur ; il s'en est bien trouvé. Il a
retiré aussi de bons effets d'un simple bandage
roulé. M. Blandin , à l'hôpital Baujon , dit avoir
toujours réussi à dissiper les crampes, même les
plus fortes, à l'aide de cataplasmes laudanisés appliqués sur les muscles contractés.

Nous tenons de M. Pasquier fils , qu'à l'hôpital
des Invalides , on a fait disparaître les crampes,
comme par enchantement, en frictionnant les parties douloureuses avec de la glace.

Sous-nitrate de bismuth. — Le sous-nitrate de
bismuth a été administré, non seulement pour calmer les vomissements et la gastralgie , mais encore pour faire disparaître les crampes qui ont
leur siége dans les membres. M. Biett l'a essayé,
à la dose de deux grains , toutes les deux ou
trois heures ; bientôt il y a renoncé, parce qu'il
fatiguait les malades sans aucun avantage. On sait
que le docteur Léo a vanté ce médicament comme
un spécifique ; il le prescrivait à la dose de quatre
ou cinq grains d'heure en heure ; il en a même
donné jusqu'à trente et quarante grains par jour.
Mais, d'après un relevé des malades traités par
M. Léo , sur vingt-trois qui ont pris ce médicament, vingt sont morts ; ces résultats nous ont été

attestés par MM. les docteurs Londe et Tarral, qui étaient à Varsovie en même temps que M. Léo.

Vésicatoires, Sinapismes.—Des sinapismes et même des vésicatoires ont été quelquefois appliqués aux membres, pendant la première période, soit pour diminuer les crampes, soit surtout, pour exciter le système nerveux de ces parties, et pour y fixer ou y rappeler la chaleur, qui souvent à cette époque commence à les abandonner.

Assez généralement on n'accordait aux malades qu'une très petite quantité de boissons : les uns administraient la limonade, l'eau de gomme, l'eau de riz froide; les autres, les infusions chaudes de melisse, de menthe, de camomille, etc.; quelques-uns même y ajoutaient des stimulants diffusibles; c'est surtout dans la période algide que ces dernières boissons ont été employées.

TRAITEMENT DE LA PÉRIODE ALGIDE.

Pendant notre sejour à Paris, surtout du 7 au 11 avril, presque tous les malades, au moment où ils arrivaient dans les hôpitaux, étaient déja dans cette seconde période, soit parce qu'ils ne s'y faisaient pas transporter assez promptement, soit plutôt parce qu'à cette époque de l'épidémie la marche de la maladie était si rapide, que le refroidissement survenait peu d'heures après l'invasion;

beaucoup de malades succombaient, en quelques heures, parce qu'étant froids, cadavérisés avant l'emploi d'aucun moyen, tout traitement devenait inutile. Il en a été de même dans tous les grands centres de population, où la maladie a éclaté avec une certaine violence, tant que durait sa période d'accroissement. Ce fait est attesté par tous les médecins qui ont étudié le Choléra, soit en Asie, soit en Europe; il nous a été confirmé par le docteur Wolowski, qui observait, en même temps que nous, les malheureux cholériques, dans les salles de M⁺ Husson.

On voit d'après ce que nous venons de dire sur les dangers que présente la seconde période, combien il est important d'arrêter le Choléra à son début, d'autant plus, que si l'on parvient alors à le faire avorter, les malades sont promptement rendus à la santé; tandis qu'une fois arrivés à la période algide, ils ne peuvent plus guérir, qu'après avoir traversé la période de réaction.

Lorsqu'on n'a pas été assez heureux pour arrêter la maladie dans sa première période, bientôt les vomissements et les crampes cessent, les battements du cœur se ralentissent, les extrémités deviennent froides, et présentent les premières traces de cette coloration bleuâtre qu'on a comparée avec raison à la cyanose; ce refroidissement fait des progrès, il gagne les cuisses, les bras, le tronc, le visage, et même la langue; l'air expiré est froid, le pouls disparaît, et la plupart des malades ne tardent pas à succomber.

Nous avons rappelé en peu de mots la marche de cette période du Choléra, parce que le traitement qu'on lui oppose à son début, n'est pas celui qui convient lorsqu'elle touche à sa fin.

Ainsi, dans le premier stade, lorsque le sujet était jeune et fortement constitué, on ouvrait la veine, ou l'on faisait appliquer des sangsues; puis on favorisait l'écoulement du sang par les moyens que nous avons indiqués plus haut; on avait ensuite recours à tout ce que nous avons dit être propre à rappeler la chaleur aux extrémités. Dans le second, lorsque le pouls radial était nul, le froid général et tout le corps bleu, dans quelques hôpitaux on faisait de suite placer les malades dans un grand bain ou dans une étuve sèche; puis on administrait les boissons chaudes et toniques, et même les stimulants diffusibles; et lorsque la chaleur et le pouls semblaient renaître, on prescrivait alors les saignées, si elles étaient indiquées.

M. Broussais faisait quelquefois appliquer des sangsues pendant la période algide avec absence du pouls, puis il envoyait les malades au bain; mais, le plus ordinairement, il les faisait placer dans une étuve sèche pour les réchauffer avant de leur tirer du sang. M. Londe, au contraire,

a toujours eu recours à l'application des sangsues, avant d'employer les bains ou autres moyens
propres à réchauffer les parties refroidies, parce
qu'il avait remarqué, soit en Pologne, soit à Paris,
que si l'on s'efforçait de rappeler la chaleur avant
d'avoir désempli les vaisseaux, on ne faisait qu'augmenter l'impuissance du cœur.

Pour combattre le froid, d'abord partiel, puis
général, qui caractérise cette seconde période, on
a essayé, soit à l'extérieur, soit à l'intérieur, un si
grand nombre de moyens, qu'il nous serait impossible
de les énumérer tous; nous indiquerons seulement
ceux qui ont été le plus généralement employés.

A l'extérieur, pour réchauffer les extrémités, on a
pratiqué des frictions avec une brosse douce, avec
la flanelle sèche ou imbibée d'un liniment excitant
dont la composition a singulièrement varié, mais
dont l'agent principal a presque toujours été l'eau-
de-vie camphrée, l'éther ou l'ammoniaque liquide.
M. Bricheteau a recommandé le liniment des juifs,
dont on a fait un fréquent usage en Pologne. M. Foy
en a donné la formule (1).

(1) Pr. Vinaigre. . . . . une livre.
     Alcohol.. . . . . deux livres.
     Camphre pulvérisé . . une once.
     Piment . . . . demi-once.
     Farine de moutarde . une once.
     Ail pilé . . . . demi-once.
     Cantharides. . . . . . un gros.

On s'est servi au Val-de-Grace et dans plusieurs autres hôpitaux de Paris, d'une machine assez ingénieuse, à l'aide de laquelle on pouvait administrer aux malades un bain de vapeur aqueuse, sous les couvertures soulevées par un cerceau; l'eau était vaporisée par une lampe à esprit de vin, située au dessous de l'appareil. On a renoncé à l'emploi de cette machine, ainsi qu'à l'application de l'eau chaude sur les extrémités, parce que la chaleur humide se refroidit trop promptement. Une chaufferette en tôle qui contient une lampe à esprit de vin et qu'on place de même sous un cerceau aux pieds du malade, a paru plus convenable; les briques chaudes, les sachets de son ou de sable chaud, les bouteilles de grès remplies d'eau bouillante, en un mot, tout ce qui peut entretenir une chaleur sèche, a été mis en usage (1).

(1) Les bains de vapeur de soufre ont été employés à l'hôpital Saint-Louis; ils ne sont pas plus efficaces que les bains de vapeurs sèches. Le soufre n'est pas un préservatif, comme on l'avait annoncé, puisque les galeux dans les divers hôpitaux où ils sont traités, ont été atteints comme les autres malades. Le docteur Trompéo rapporte que le Choléra a fait de plus grands ravages dans le voisinage des eaux thermales sulfureuses à Bade en Souabe, que dans les autres parties de la ville; plusieurs personnes logées dans l'établissement lui-même ont été atteintes et ont succombé.

À l'hôpital Necker, on a enveloppé les malades dans une sorte de sac en taffetas ciré.

Ces divers moyens ont sans doute été très utiles, mais on a reconnu qu'il convenait d'éviter, autant que possible, les transitions brusques du froid au chaud, et qu'il fallait s'attacher surtout à ranimer la vitalité du systême nerveux. En effet les êtres organisés vivants ne doivent pas être réchauffés, comme les corps inertes, simplement par le calorique appliqué à leur extérieur: ils renferment en eux une puissance génératrice de la chaleur, et c'est cette force vitale inhérente au systême nerveux qu'il est important de réveiller. Si l'on se rappelle la conduite que l'expérience a sanctionnée, lorsqu'il s'agit de rendre à la vie les individus qui sont dans un état de congélation; on sera convaincu qu'il est convenable, pendant la période algide, d'éviter les transitions trop brusques de la température. Aussi les affusions avec l'eau froide, dont on augmente graduellement la chaleur, et qui ont été employées avec quelque succès par M. Récamier, auraient été plus généralement conseillées, si elles avaient pu être administrées avec les précautions convenables dans les hôpitaux.

Tout, dans la période algide du Choléra, indique l'action d'un principe délétère sur l'ensemble du systême nerveux; aussi beaucoup de médecins se sont efforcés de trouver des moyens propres à stimuler ce système, afin de pouvoir réagir sur l'organe central de la circulation. C'est pour arriver à ce résultat, que M. Petit, à l'Hôtel-Dieu de Paris, faisait appliquer, sur toute la longueur de la colonne vertébrale, une bande double de flanelle imbibée d'un mélange fait avec une once d'huile essentielle de térébenthine et un gros d'ammoniaque liquide ; par dessus on plaçait un linge trempé dans l'eau chaude ; sur le tout on passait à plusieurs reprises un fer à repasser, très chaud. Cette opération répétée toutes les trois heures, pendant quelques minutes chaque fois , déterminait la vaporisation d'une partie du liniment , qui agissait ainsi fortement sur la peau et excitait la moelle épinière. Nous avons vu dans les salles de M. Petit, quelques cholériques convalescents sur lesquels ce moyen avait été employé.

M. le professeur Chomel a cherché à remplir la même indication, en faisant appliquer un vésicatoire long et étroit qui s'étendait de la nuque à la partie moyenne du dos ; quelquefois il en faisait placer en même temps un autre sur la région épigastrique.

M. Velpeau pense que le vésicatoire appliqué à l'épigastre est un des moyens sur l'action duquel on peut le plus compter.

M. Gerdy, qui a eu à traiter, à l'hôpital Saint-Louis, un grand nombre de cholériques, leur ordonnait à tous, trois vésicatoires le long du rachis, un au cou, l'autre au dos, et le troisième dans la région lombaire; il faisait placer en même temps sur le ventre un large sinapisme, d'un pied carré.

Beaucoup de médecins prescrivaient, pendant cette période, la moutarde aux extrémités ou des vésicatoires; d'autres n'avaient recours à ces derniers que dans la période de prostration.

On sait que M. le docteur Réveillé-Parise avait cru remarquer, que les personnes qui avaient des vésicatoires, des cautères ou même des plaies anciennes, n'étaient pas atteintes du Choléra. M. Velpeau s'est convaincu du contraire, puisque six femmes qui étaient retenues par d'anciens ulcères, dans ses salles, à l'hospice de La Pitié, ont été prises comme les autres de la maladie épidémique; quatre ont succombé.

On a cherché, soit à l'Hôtel-Dieu, soit à l'hôpital Saint-Louis, à exciter vivement la peau à l'aide de l'alcohol enflammé; on trempait un linge dans cette liqueur, on l'appliquait sur l'abdomen ou sur une autre partie du corps, et on y mettait le feu; il en résultait une brûlure plus ou moins profonde. M. Sandras, qui a vu employer à Varsovie cette espèce de moxa à l'alcohol, lui attribue des guérisons dans des cas désespérés.

Nous avons appris que l'acide fluorique concentré ou hydrophthorique, conseillé par M. Ampère, a été prescrit avec succès dans deux cas très graves, par M. Magendie et par M. le docteur Martin-Saint-Ange.

M. Girard, ancien directeur de l'école Vétérinaire d'Alfort, a rapporté une observation de Choléra interne guéri par l'urtication, employée par un médecin vétérinaire à Anneau, département d'Eure-et-Loir.

Enfin on a encore essayé, toujours dans l'intention de stimuler le système nerveux, l'acupuncture, l'électricité et l'électropuncture.

M. le docteur Pasquier fils nous a dit, qu'a l'hôtel des Invalides, on avait fait agir la pile galvanique sur des aiguilles d'acier enfoncées jusque dans le péricarde ou le cœur; qu'il en était résulté seulement quelques contractions de ce viscère et des muscles intercostaux, mais que ces effets avaient été passagers et sans résultat.

MM. Bailly et Breschet, à l'Hôtel-Dieu de Paris, ont essayé l'électricité simple et l'électropuncture, sans plus de succès. M. Girardin rapporte que l'électricité a été employée un très grand nombre de fois à l'hospice de la Marine à Saint-Pétersbourg, sans qu'il en soit résulté aucune accélération des mouvements du cœur, et sans que la marche de la maladie ait été modifiée. Voilà donc encore un puissant moyen d'excitation auquel il convient de renoncer.

On a conseillé de faire respirer aux cholériques l'oxygène, le chlore, et même le protoxyde d'azote; ce dernier gaz paraît avoir été employé récemment avec succès par les médecins d'Orléans.

M. Serrulas, pharmacien en chef du Val-de-Grace, a pensé qu'il serait plus facile d'administrer le protoxyde d'azote en solution dans l'eau; M. Damiron l'a donné sous cette forme avec avantage, une fois seulement. Attendons de nouveaux faits.

Ce que nous avons dit du peu d'accord qui existe entre les médecins sur la nature des boissons qu'il convient d'administrer pendant la première période, est parfaitement applicable à la seconde. Quelques-uns ont continué de donner simplement l'eau de gomme, la limonade, l'eau de riz, la glace, la décoction de salep, etc., et ont recommandé d'administrer ces tisanes froides; d'autres, en plus grand nombre, ont conseillé des infusions théiformes chaudes, celles de tilleul, de mélisse, de feuilles d'oranger, de bourrache; d'autres enfin ont eu recours à un punch léger (M. Magendie) ou à des infusions excitantes de camomille, de menthe poivrée, d'arnica; quelquefois même, ils y ont fait ajouter de l'éther ou de l'esprit de Mindérérus, stimulants diffusibles qu'ils faisaient en même temps entrer dans des potions.

MM. Chomel et Bouillaud ont souvent prescrit une décoction légère de café.

Il est important de remarquer que l'ipécacuanha, le sulfate de soude, la poudre de charbon, l'extrait de ratanhia, étaient employés non seulement pendant la première période, mais encore pendant la seconde, toutes les fois que les symptômes que ces médicaments étaient destinés à combattre, persistaient.

Lorsque le pouls manquait complétement, que le froid était général, la cyanose très prononcée, quels que fussent les excitants employés, à l'extérieur ou à l'intérieur, ordinairement les malades étaient voués à la mort : c'était le coup de fouet qui frappait sur un cadavre; peut-être même précipitaient-ils la fin des cholériques, en épuisant promptement un reste de vitalité.

Lorsqu'à l'aide du traitement que nous venons d'indiquer, le pouls se relevait, que la chaleur se répandait sur des parties déja refroidies, le malade entrait dans la période de réaction; laquelle présente une série de symptômes qui tous méritent de fixer l'attention des médecins, cette période étant une des plus difficiles à traiter, à cause des changements brusques qui peuvent survenir dans la marche de la maladie.

TRAITEMENT DE LA PÉRIODE DE RÉACTION.

Il arrive quelquefois qu'on parvient à réchauffer

les malades à l'aide de la chaleur appliquée à l'extérieur, sans que le pouls se relève; ce n'est alors qu'une réaction apparente qui ne doit donner aucune espérance.

Mais si la circulation se rétablit lentement, si la chaleur gagne insensiblement les parties qui avaient été refroidies, si elle est douce et halitueuse, si le faciès présente une expression nouvelle et n'est pas trop animé, si les selles deviennent jaunâtres et si la sécrétion urinaire reparaît : la réaction alors est réelle, et avec ces symptômes, elle est favorable ; la convalescence ne se fait pas long-temps attendre. On laissait alors agir la nature, et l'on donnait simplement aux malades les boissons émollientes et gommeuses, l'eau de riz, de salep, les infusions théiformes, les potions légèrement opiacées.

Lorsque la réaction, soit naturelle, soit provoquée, présentait les symptômes d'une excitation générale ; que les yeux étaient brillants, la face colorée, la langue sèche, le pouls fort et accéléré : on avait promptement recours aux évacuations sanguines. Plusieurs malades fortement constitués qui présentaient les symptômes que nous venons d'énumérer lesquels caractérisent le Choléra inflammatoire de quelques auteurs, ont péri pour n'avoir pas été saignés largement.

S'il y avait après la saignée générale des signes

d'excitation cérébrale , rêvasseries , agitation , délire : des sangsues étaient appliquées aux jugulaires ou derrière les oreilles; le front était recouvert de compresses trempées dans l'eau froide , ou d'une vessie contenant de la glace. S'il survenait des vomissements violents ou de fortes coliques, c'était à l'épigastre ou à l'anus que les sangsues étaient placées, et toujours leur nombre était proportionné à la violence des symptômes, et à l'état général des malades. On saignait de nouveau s'il se déclarait une pneumonie.

Presque tous les médecins de Paris ont eu recours aux évacuations sanguines pour modérer la réaction; quelques-uns cependant ont cru devoir s'en abstenir, dans la crainte de priver les malades des forces nécessaires et de les faire tomber dans un état typhoïde.

Tous, pendant cette période d'excitation , donnaient de simples boissons émollientes ou gommeuses, l'eau de gomme, l'eau de riz, la limonade, les infusions de tilleul et de feuilles d'oranger; et tous proscrivaient l'opium.

Quand le délire était intense, M. Bricheteau prescrivait des lavements camphrés. Le même praticien a employé avec succès, pour augmenter la sécrétion de l'urine, des potions diurétiques avec l'éther nitrique, à hautes doses.

Pendant la période de réaction, malgré le trai-

tement que nous venons d'indiquer, quelques malades succombent, d'autres entrent directement en
convalescence, et un assez grand nombre tombent
dans l'état d'affaissement qui constitue la période
typhoïde ou de prostration.

**TRAITEMENT DE LA PÉRIODE TYPHOÏDE
OU DE PROSTRATION.**

La période de prostration succède tantôt à une
réaction trop faible et tout-à-fait incomplète, tantôt
à une réaction trop violente. Dans le premier cas,
les malades présentent en partie les symptômes de
la période algide, le pouls est peu sensible, les
extrémités encore froides et légèrement bleuâtres,
le faciès conserve l'aspect cholérique, la langue et
l'haleine sont à peine réchauffées, et la mort ne se
fait pas long-temps attendre. Dans le second, les
malades sont dans un état de torpeur, le visage est
ordinairement coloré, les yeux sont injectés, il y a
des rêvasseries, la langue est rouge et sèche, les
dents fuligineuses, et quelquefois les narines pulvérulentes : c'est ce dernier état qui est appelé *ty-*
phoïde

Nous avons rappelé les symptômes principaux
qui caractérisent ces deux nuances de la quatrième
période du Choléra, parce que le traitement présente quelque différence. Ainsi, lorsque la période

typhoïde succédait à une réaction incomplète, le traitement conseillé dans les fièvres adynamiques graves, était le seul employé par la plupart des médecins, c'est-à-dire, les toniques, les stimulants diffusibles et les vésicatoires aux extrémités.

Lorsqu'au contraire elle suivait une réaction qui avait été violente, et surtout s'il existait encore des symptômes de congestion cérébrale, plusieurs praticiens faisaient appliquer des sangsues aux jugulaires ou derrière les oreilles; des compresses trempées dans de l'eau froide ou de la glace étaient placées sur le front, et des sinapismes ou des vésicatoires aux avant-bras et aux jambes.

Quelques-uns donnaient pour boissons, comme dans la nuance précédente, les infusions de menthe, de camomille, les potions cordiales avec l'acétate d'ammoniaque, le vin de Madère ou de Malaga, etc. D'autres administraient simplement la limonade avec l'eau de Seltz, ou la limonade vineuse, etc., et quelquefois des pilules de camphre et de nitre, ou des lavements camphrés.

Quelques médecins ont pensé que dans les cas de congestion cérébrale grave, il y avait une indication importante à remplir, celle de rappeler la diarrhée, si elle est totalement supprimée, ou du moins d'y suppléer par l'emploi d'un lavement légèrement purgatif. M. Récamier faisait donner dans ce cas, une once d'huile de ricin ou de sulfate de soude. Si au contraire la diarrhée était trop forte, on la modérait à l'aide des astringents, et surtout par l'extrait de ratanhia, donné dans une potion ou en lavement.

On a vu, dit-on, dans des cas désespérés les bains froids et la glace sur la tête sauver des malades.

Nous n'avons pas parlé du Choléra, qui marche avec une rapidité telle, qu'il tue les malades en quelques heures; il est au dessus des ressources de la médecine.

Lorsque par l'emploi des divers modes de traitement que nous avons fait connaître, on a été assez heureux pour arrêter la marche de la maladie, ce qui arrive assez souvent à la première période, quelquefois à la seconde et à la troisième, et presque jamais à la quatrième, le malade entre en convalescence.

TRAITEMENT DE LA CONVALESCENCE.

La convalescence du Choléra doit fixer l'attention du médecin, parce que les rechutes sont fréquentes, et le plus souvent mortelles. On a eu à regretter, à Paris, la perte d'un certain nombre de convalescents tout-à-fait hors de danger, pour avoir pris une trop grande quantité d'aliments, ou s'être exposés au froid. A l'hôpital de La Charité, M. Rayer refuse sa sortie à un cholérique guéri, lequel se lève avant six heures du matin, va se promener dans les cours légèrement vêtu, y prend froid, rentre saisi d'une violente attaque algide; à sept heures il était mort.

Aussitôt que les symptômes du Choléra ont disparu, les malades sont tourmentés par le sentiment de la faim; tous ceux que nous avons vus convalescents demandaient des aliments avec instance. On se gardait bien de satisfaire cet appétit désordonné; M. Broussais tenait encore vingt-quatre heures à la diète absolue tous les malades en convalescence qui lui demandaient à manger, après quoi il leur accordait seulement un bouillon de bœuf coupé, qui, suivant le professeur du Val-de-Grace, se digère beaucoup plus facilement que le bouillon de poulet; ce qu'il a expérimenté sur lui-même. Plusieurs médecins retenaient les convalescents quelques jours de plus dans les hôpitaux, pour pouvoir les soumettre au régime convenable, parce qu'on avait appris que plusieurs de ces malheureux étaient morts pour avoir mangé outre mesure en arrivant chez eux. On voit donc, que s'il est utile d'être sobre pour se préserver du Choléra, il est bien plus important encore de se soumettre à un régime sévère, si l'on veut éviter les rechutes pendant la convalescence. Il faut s'abstenir aussi de tout travail intellectuel trop long-temps prolongé, et se prémunir contre toute affection morale vive : on a cité l'exemple de plusieurs malades, hors de danger, qui sont retombés pour avoir reçu une nouvelle fàcheuse, ou avoir été en proie à quelque chagrin violent.

La France n'aurait probablement pas à déplorer la mort de Casimir Périer , si pendant sa convalescence , il ne s'était pas livré trop tôt à des travaux intellectuels , malgré la défense expresse des médecins.

On a remarqué que la convalescence est d'autant plus longue et plus incertaine , que la maladie a été plus grave; aussi l'attention des médecins était alors toujours éveillée, pour interdire tout ce qui pouvait être nuisible. On conçoit qu'il est difficile ici d'entrer dans des détails minutieux ; nous dirons seulement que la sévérité du régime était toujours proportionnée aux forces et à l'état général du malade; ainsi , toutes choses égales d'ailleurs , les convalescences exigeaient plus de soins et les rechutes étaient plus fréquentes, chez les vieillards et chez les individus affaiblis par une maladie antérieure.

Nous allons terminer notre travail par un résumé succinct des moyens qui nous ont paru avoir été employés avec le plus de succès et auxquels nous aurions recours, si le Choléra-Morbus éclatait dans notre ville.

RÉSUMÉ.

Prophylaxie. — Le seul traitement préservatif rationel consiste à se conformer aux lois de l'hygiène, à éviter tous les genres d'excès, les contentions d'esprit, les affections morales vives, et surtout à ne pas se laisser dominer par la crainte.

Prodrômes. — Il est de la plus haute importance de faire avorter la maladie au moment de l'apparition des symptômes précurseurs; aussi, pendant une épidémie cholérique, les prodrômes, quelque légers qu'ils soient, ne doivent jamais être négligés.

Lorsqu'un individu, jusque là bien portant, éprouvera des vertiges, des douleurs abdominales ou de la diarrhée; s'il est pléthorique, saignée générale ou sangsues à l'anus, sinapisme aux extrémités inférieures, diète, eau de gomme, eau de riz, décoction blanche de Sydenham; s'il y a des coliques et des tranchées, potions et lavements légèrement opiacés, ensuite boissons théiformes propres à favoriser la transpiration, thé léger, infusions de mélisse, de tilleul, de bourrache, etc.

MALADIE CONFIRMÉE.

Première période. — Saignées générales et locales plus ou moins abondantes, suivant l'âge, le sexe, le tempérament et l'état général du malade; on s'en abstient, s'il y a des contr'indications.

Si les vomissements sont violents et douloureux: sangsues à l'épigastre, puis un grand bain, et application d'un cataplasme de farine de lin laudanisé sur le creux de l'estomac; glace donnée par fragments, limonade glacée par petites gorgées, tranches d'orange, potion de Rivière, quelques gouttes de laudanum dans une très petite quantité d'infusion de tilleul, ou une potion légèrement opiacée.

Si la diarrhée prédomine, s'il y a des coliques violentes et des tranchées : sangsues à l'hypogastre ou à l'anus; eau de riz, eau de gomme, décoction blanche, potions et lavements avec l'extrait de rantahia et quelques gouttes de laudanum; cataplasmes opiacés sur l'abdomen.

Lorsque le malade est lymphatique, peu irritable, la langue saburrale et pâle : ipécacuanha à la dose de douze ou quinze grains, toutes les deux heures.

Plus tard, la poudre de charbon, douze grains à un scrupule, toutes les heures, pour ramener la sécrétion de la bile et changer la nature des selles.

Pour calmer les crampes : potions et lavements avec quelques gouttes de laudanum; frictions sur les membres avec une brosse douce, avec la flanelle sèche ou imbibée d'un liniment camphré, ou avec la glace ; cataplasmes de farine de lin, arrosés avec l'huile de morphine ou le laudanum.

Pour stimuler le système nerveux : le liniment vertébral de M. Petit , un ou plusieurs vésicatoires le long du rachis ; cataplasme sinapisé sur l'abdomen ; frictions sur les extrémités, et applications aux avant-bras et aux jambes de cataplasmes faits avec la farine de lin et de moutarde.

Période algide. Premier stade. — Lorsque le pouls n'est que ralenti : encore des évacuations sanguines si le malade est fortement constitué et si l'on n'a pu y avoir recours plus tôt ; à l'intérieur, limonade , eau de gomme, décoction de salep , glace, infusion de tilleul , de melisse , de feuilles d'oranger , de thé, si les malades préfèrent les boissons chaudes ; quelquefois l'ipécacuanha, la poudre de charbon ou celle de Dower. A l'extérieur, tous les moyens propres à rappeler et à fixer la chaleur aux extrémités , les frictions, les sachets de sable chaud , les cruches remplies d'eau bouillante , etc.

Second stade. — Si le pouls est nul, le froid général : les excitants externes ci-dessus , plus les boissons toniques et stimulantes, les infusions de camomille, de menthe , la décoction de café , les potions avec l'éther ou l'acétate d'ammoniaque.

Période de réaction. — Lorsqu'elle est modérée : simplement la limonade, l'eau de gomme ou les infusions de mélisse, de tilleul, au gré des malades. S'il survient des symptômes d'excitation générale, s'il y a pléthore, une saignée de bras ; si le délire se manifeste, des sangsues derrière les oreilles, l'eau froide ou la glace sur la tête, sinapismes aux extrémités ; sangsues à l'épigastre, si les vomissements reparaissent.

Période typhoïde. — Lorsqu'elle succède à une réaction faible : infusions de camomille, de menthe, d'arnica, décoction de quinquina, vin de Madère, de Malaga, potions cordiales ; vésicatoire aux extrémités.

Si la réaction qui a précédé a été forte, s'il existe encore des symptômes d'excitation cérébrale : quelques sangsues derrière les oreilles ou aux tempes, glace sur la tête ; eau gazeuse, limonade vineuse, infusions de tilleul et de feuilles d'oranger.

Convalescence. — Diète, bouillons coupés, alimentation très légère ; éviter avec soin les refroidissements, les affections morales vives.

Tel est en résumé le traitement que nous appliquerions à chaque période du Choléra. On voit qu'il est tout-à-fait rationel et basé sur la nature des symptômes ; quant aux modifications nombreuses dont il est susceptible, elles ne peuvent être indiquées d'une manière générale, c'est au médecin de les déterminer au lit du malade.

Table des matières.

TROISIÈME PARTIE.

LYON.

IMPRIMERIE DE LOUIS PERRIN,

GRANDE RUE MERCIÈRE, N. 49.